Sigrid Nesterenko

Leaky Gut
– der durchlässige Darm

Allergien, Nahrungsmittelintoleranzen und vieles mehr endlich erfolgreich behandeln

3. überarbeitete Auflage 01.04.2022

Rainer Bloch Verlag

Zur freundlichen Beachtung:

Leaky Gut
– der durchlässige Darm
Sigrid Nesterenko
3. Auflage, überarbeitet, 01.04.2022
Rainer Bloch Verlag
www.bloch-verlag.de
ISBN 978-3-9822245-7-2
Paperback DIN-A5

Druck: SOL-Service GmbH, Westendstraße 5, 86529 Schrobenhausen

Impressum:

Rainer Bloch Verlag, Schwetzinger Str. 4, D - 69469 Weinheim, buch@bloch-verlag.de

Inhaltsverzeichnis

„Jede Krankheit beginnt im Darm."

(All disease begins in the gut)

Hippokrates, griechischer Arzt 460 bis ca. 377 v. Chr.

Vorwort

Haben Sie das Gefühl, dass Sie schnell erschöpft und müde sind und nicht die nötige Energie haben, die Sie für Ihren Alltag eigentlich benötigen? Und haben Sie schon unzählige Therapien ausprobiert und sind trotzdem immer noch nicht zufrieden mit Ihrem gesundheitlichen Zustand?

Oder leiden Sie unter einer Autoimmunerkrankung, Verdauungsproblemen, chronischer Müdigkeit, Allergien, Nahrungsmittelintoleranzen, Heuschnupfen, Asthma, Fibromyalgie, Arthritis oder einer Hauterkrankung?

Es klingt fast unglaublich, aber all das, was auf den ersten Blick rein gar nichts miteinander zu tun zu haben scheint, kann tatsächlich auf ein und dieselbe Ursache, oder zumindest einen gemeinsamen Mitauslöser, zurückzuführen sein, nämlich auf eine desolate Darmgesundheit, die mit einer durchlässigen Darmschleimhaut einhergeht.

Dieser Zustand wird als durchlässiger, leckender oder löchriger Darm, Sickerdarm oder Leaky Gut bezeichnet. Die meisten Menschen, die hiervon betroffen sind, wissen bis zum Tag der Diagnose allerdings nicht, dass es diese Krankheit überhaupt gibt.

Dieser krankhafte Zustand der Darmschleimhaut hat in den letzten Jahren zunehmend an Aufmerksamkeit gewonnen, ist der breiten Öffentlichkeit aber noch immer unbekannt.

Dabei ist unstrittig, dass es sich hierbei um ein weltweit sehr verbreitetes Phänomen handelt. Insbesondere in den westlichen Industrienationen sind Experten zufolge viele Millionen Menschen davon betroffen, wenngleich die meisten ihre Diagnose noch nicht kennen, weil eine entsprechende Diagnostik noch immer zu selten erfolgt.

Dabei ist bei vielen chronischen Erkrankungen die Wurzel allen Übels in nichts anderem als einer desolaten Darmgesundheit zu finden. Auch wenn so viele unterschiedliche Krankheitssymptome auf den ersten Blick nicht viel gemeinsam zu haben scheinen, so zeigt sich doch bei auffallend vielen Betroffenen eine durchlässige Darmschleimhaut. Wird diese therapiert, bessern sich häufig auch die Beschwerden der augenscheinlichen Haupterkrankungen.

Die Erklärung hierfür ist eigentlich sehr einfach, denn das Verdauungssystem im Allgemeinen, und der Darm im ganz Besonderen, bilden eine wesentliche Grundlage für die menschliche Gesundheit. Schon Hippokrates sagte genau dies vor über 2.000 Jahren:

„Jede Krankheit beginnt im Darm"

Da der durchlässige Darm zahlreiche völlig unterschiedliche Erkrankungen verursachen und verstärken kann, ist die Behandlung des Darms oft **die** Voraussetzung, damit andere Therapien überhaupt erfolgreich greifen können. Liegt eine durchlässige Darmschleimhaut vor, die nicht behandelt wird, laufen hingegen viele Therapien ins Leere oder bringen einfach nicht den erhofften Erfolg.

Ebenso unbefriedigend verlaufen auch Behandlungen, die zwar eine „einfache" Darmsanierung mit Probiotika beinhalten, aber keine explizite Behandlung der durchlässigen Darmschleimhaut. Doch diese ist nicht ganz so einfach und erst recht nicht schnell. Geduld, Beharrlichkeit und das nötige Wissen, wie so eine Behandlung erfolgen muss, sind unverzichtbar.

Allerdings gibt es nicht die eine Therapie, die bei allen betroffenen Patienten gleichermaßen funktioniert! Erfolg stellt sich nur ein, wenn verschiedene Therapiebausteine zusammengefügt und individuell abgestimmt werden.

Mit welchen Maßnahmen und Präparaten es gelingt, die löchrige Darmschleimhaut erfolgreich und nachhaltig zu schließen, erfahren Sie in diesem Buch.

Die Erstauflage dieses Leaky Gut - Buches von 2010 war seinerzeit das erste seiner Art in deutscher Sprache. Inzwischen hat sich viel getan, neues Wissen ist hinzugekommen, nicht nur bei den Diagnosemöglichkeiten, sondern auch bei den vielfältigen Therapien.

Erfreulicherweise haben inzwischen auch viele Behandler die Bedeutung und das Gefahrenpotential eines Leaky Gut erkannt und verfügen über entsprechende Therapieverfahren. Zwar muss man sich immer noch ein bisschen auf die Suche begeben, aber es ist nicht mehr die mühsame Suche im Heuhaufen wie noch vor einigen Jahren.

Dieser Patientenratgeber ist das Ergebnis von über 25 Jahren Erfahrung mit zahlreichen Therapien, Fehlversuchen, unermüdlichen neuen Anläufen und vielen internationalen Recherchen, die ich aufgrund meiner eigenen chronischen Erkrankung Multiple Chemische Sensibilität (MCS) durchgeführt habe und meinen verehrten Lesern seit Jahren in diversen Gesundheitsratgebern zur Verfügung stelle.

Es ist immer von großem Vorteil, sich als betroffener Patient selbst ein gewisses Grundwissen anzueignen. Dieses Buch wird Ihnen bei Ihrer Beseitigung des Leaky Gut stets ein wichtiger Begleiter sein, den Sie auch während Ihres Therapieweges immer wieder zu Hand nehmen können.

Nutzen Sie meine Erfahrungen, mit deren Hilfe Sie Ihren Weg zu mehr Gesundheit und Wohlbefinden deutlich abkürzen können und außerdem Ihr Portemonnaie schonen.

Ich wünsche Ihnen viele neue Erkenntnisse und gute Gesundheit!

Sigrid Nesterenko

Der Darm – die Basis für Gesundheit

Um das Leaky Gut-Syndrom zu verstehen, ist ein genauer Blick auf den Darm, seinen Aufbau und seine Funktionen wichtig, aber auch auf seine Anfälligkeiten, die zu unterschiedlichen gesundheitlichen Beeinträchtigungen führen können.

Schon ein altes Sprichwort, das auf Paracelsus zurückzuführen ist, zeigt die enorme Bedeutung des Darms für die Gesundheit und darüber hinaus:

„Der Tod sitzt im Darm"

Diese Erkenntnis ist heutzutage aktueller denn je, und trotzdem wird der Darm noch immer in seiner Bedeutung völlig unterschätzt. Er ist nämlich nicht nur ein reines Transport- und Ausscheidungsorgan, dessen Aufgabe es ist, den Nahrungsbrei von oben nach unten zu verschieben – genau genommen vom Magen bis zum Darmausgang.

Der Darm kann und soll weitaus mehr leisten, und zwar sogar so viel, dass er in der Lage ist, über Gesundheit und Krankheit zu entscheiden. Er ist somit ein Schlüsselelement, denn ist der Darm krank, dann ist der Mensch krank. So einfach ist das. Der Darm spielt also eine grundlegende Rolle, wenn es um das Wohlergehen und den Gesundheitszustand des Menschen geht.

So lange alles gut funktioniert, oder zumindest noch in dem Rahmen, in dem es sich aushalten lässt, macht man sich keine Gedanken. Man isst, was einem vor die Flinte kommt oder wohin die Gelüste einen führen, ohne auch nur ein wenig darüber nachzudenken, was nach dem Genuss mit all den Schleckereien im Körper eigentlich passiert.

Erst wenn es ruckelt und zuckelt und die Verdauung stockt oder andere unangenehme Dinge das Darmleben erschweren, dann ist der Zeitpunkt gekommen, der daran erinnert, dass der Darm eben doch nicht nur ein stillschweigendes Organ ist, das alles mit sich machen lässt. Und es zeigt auch, dass der Darm seine eigenen Regeln und Anforderungen hat, damit er optimal funktionieren kann.

Doch zumeist muss erst etwas Einschlägiges passieren, bis man hellhörig wird, nämlich unangenehme Erscheinungen wie Darmkoliken, Durchfall,

Verstopfung oder auch andere Erkrankungen, die zunächst gar nicht mit dem Darm in Verbindung zu stehen scheinen.

Bildlich gesehen ist der Darm für den Menschen das, was die Wurzeln für den Baum sind. Steht ein Baum auf schlechtem Boden und kann er über seine Wurzeln nicht die erforderlichen Nährstoffe aufnehmen, kümmert er vor sich hin, wächst und gedeiht nicht, verliert seine Blätter, bis irgendwann auch einzelne Äste das Zeitliche segnen.

So wie die Wurzeln das Versorgungswerk für den Baum ausmachen, um ihn gesund zu erhalten und prächtig gedeihen zu lassen, ist der Mensch darauf angewiesen, dass der Darm diese komplexe Aufgabe übernimmt.

Denn dieser entscheidet maßgeblich, ob und wie der Körper ausreichend mit Nährstoffen versorgt wird. Ist die Nährstoffversorgung beeinträchtigt, hat dies gravierende Auswirkungen auf den gesamten Körper und somit auch auf die Gesundheit. Ist der Darm geschädigt und kann er seine Aufgaben nicht vollständig ausführen, leidet also der gesamte menschliche Organismus unter diesem Zustand.

Der Verdauungsapparat ist demzufolge auch ein wichtiger Indikator für die Gesundheit eines Menschen. Ist der Darm intakt, fühlt sich der Mensch meistens wohl. Ist der Darm jedoch erkrankt, erschlafft, entzündet, mit Parasiten oder Hefepilzen überwuchert oder gar von einer durchlässigen Darmschleimhaut betroffen, dann zeigt sich all dies durch Unwohlsein, Kränkeln und sich einfach nicht gesund fühlen.

Der Dünndarm und die Darmzotten

Nach dem Magen folgt direkt der Dünndarm, der weithin als das eigentliche Verdauungsorgan gilt. Mit einer Länge von bis zu 6 Metern und einem Durchmesser von 2,5 cm ist er der längste Abschnitt im Verdauungskanal und leistet beeindruckende Schwerstarbeit. Nachdem die Nahrung im Magen vorverdaut wurde, ist es die Aufgabe des Dünndarms, die Nahrungsbestandteile zu resorbieren.

Die einzelnen Bestandteile des Nahrungsbreis werden dabei in kleinste Bruchstücke zerkleinert, bis nur noch einzelne Moleküle übrigbleiben und vom Blutkreislauf aufgenommen werden können, um die einzelnen Körperzellen optimal mit Nährstoffen zu versorgen. In dieser umgewandelten Form ist es für die Dünndarmschleimhaut anschließend möglich, die Nährstoffe aufzunehmen und sie an die Blutbahn weiterzuleiten.

Dabei hat der Dünndarm eine Doppelfunktion zu erfüllen: einerseits muss er die lebensnotwendigen Nährstoffe aufnehmen, damit sie in die Blutbahn gelangen, andererseits hat er die Aufgabe, die Aufnahme von unerwünschten Eindringlingen in Form von großen Molekülen, Giftstoffen, Bakterien, Pilzen und weiteren Mikroben zu blockieren.

So wie ein Auto mit Benzin betankt werden muss, damit es fahren kann, benötigt der Mensch verwertbare Nahrung, um funktionieren zu können. Damit dies gelingt, müssen die Körperzellen mit ausreichenden Nährstoffen versorgt werden. Können diese die Körperzellen nicht erreichen, ist es den Zellen nicht möglich, ihre Funktionen voll auszuüben.

Der Dünndarm macht sich für diese vielfältigen Aufgaben sein Inneres zunutze, das aus vielen kleinen Falten (Kerckring-Falten) und Ausstülpungen der Darmschleimhaut (Villi intestinales) besteht. Auf den Ausstülpungen sitzen Millionen so genannter Darmzotten, die zwischen 0,5 und 1,5 mm hoch sind und einer ständigen Abnutzung unterliegen. Bei gesunden Menschen wachsen sie täglich nach.

Die Darmzotten erfüllen bei der Verdauung wichtige Funktionen. So aktivieren sie Enzyme aus dem Bauchspeichel, weisen Fremdkörper ab, die nicht in den Blutkreislauf gelangen sollen und nehmen Nährstoffe auf, um diese ins Blut weiterzuleiten.

Vom Nahrungsbrei bleiben nach dem Verdauungsvorgang nur noch nicht resorbierbare Nahrungsbestandteile und Wasser übrig.

Eine weitere wichtige Aufgabe der Zotten besteht darin, dass durch sie eine enorme Oberflächenvergrößerung erreicht wird. Diese ist erforderlich, um das riesige Resorptionspensum, das der Dünndarm für die Nährstoffaufnahme benötigt, erfüllen zu können. Die Fläche ist bis zu 200 Quadratmeter groß. Wenn die gesamte Darmoberfläche ausgebreitet würde, ließe sich ein Fußballplatz damit füllen.

Dieses umfangreiche Resorptionsvermögen wird außerdem für die dritte Aufgabe des Dünndarms benötigt, nämlich für die Rückführung der Verdauungssäfte.

Jeden Tag produziert der Körper mit verschiedenen an der Verdauung beteiligten Organen bis zu 7 Liter Verdauungssaft, der aus Speichel, Galle, Bauchspeicheldrüsensekret, Magensaft und Dünndarmsekret besteht. Ein Teil dieses Saftes wird vom Körper nicht ausgeschieden, sondern über den Dünndarm dem Körper wieder zugeführt.

Die Bedeutung der Darmzotten wird besonders dann deutlich, wenn man sie nicht hat oder diese nur unzureichend ihre Funktion übernehmen können wie beispielsweise bei der Darmerkrankung Zöliakie.

Betroffene mit dieser chronischen Erkrankung vertragen keine glutenhaltigen Lebensmittel, und zwar lebenslänglich. Halten sie sich nicht daran, zeigt sich dies nicht nur durch diverse körperliche Symptome, sondern auch durch eine Beeinträchtigung der Dünndarmzotten, die als Zottenatrophie bezeichnet wird. Eine glutenhaltige Ernährungsweise bei Zöliakie bedeutet meist eine komplette Zerstörung der Dünndarmzotten, wohingegen eine glutenfreie Ernährung die Zotten gedeihen lässt.

Durch die fehlenden Zotten leiden die Betroffenen unter einem gefährlichen Nährstoffmangel mit dem Risiko, dass sich zahlreiche Folgeerkrankungen wie z. B. Diabetes entwickeln können und eine erhöhte Gefahr besteht, an Darmkrebs zu erkranken.

Doch nicht nur bei Zöliakie kann es zur Beeinträchtigung der Darmzotten kommen, sondern auch durch bestimmte Lebensmittel wie beispielsweise Kuhmilchprodukte. Diese stehen aufgrund ihres hohen Kaseinanteils unter Verdacht, dass die Zotten verkleben können.

Das soll zur Folge haben, dass Darmzotten oft nur als Büschel den Darm verlassen, anstatt als einzelne Zotten abgetragen zu werden. Diese Form der Abtragung führt dazu, dass in der Darmschleimhaut Mikrorisse entstehen können, die den Darm durchlässig werden lassen. Diese Mikrorisse sollen sogar optisch durch mikroskopische Untersuchungen erkennbar sein.

Kuhmilchunverträglichkeit ist meistens in Zusammenhang mit einer Laktoseintoleranz bekannt. Dass aber das ebenfalls enthaltene Kasein auch zu starken Unverträglichkeiten und sogar zu einer Darmschleimhautschädigung beitragen kann, ist noch weitestgehend unbekannt.

So wägen sich viele Menschen in einer trügerischen Sicherheit, indem sie irrtümlich annehmen, Milchprodukte vertragen zu können. In dem Glauben, dass sie keine Laktoseintoleranz haben, verzehren sie regelmäßig Kuhmilchprodukte und wundern sich, dass sie immer noch gesundheitliche Probleme haben. Dass aber das Kasein ihr Hauptproblem ist, erfahren sie leider oft nur durch Zufall und nach einem langen Leidensweg. Lesen Sie hierzu weitere Informationen im Kapitel „Nahrungsmittelintoleranzen beim durchlässigen Darm".

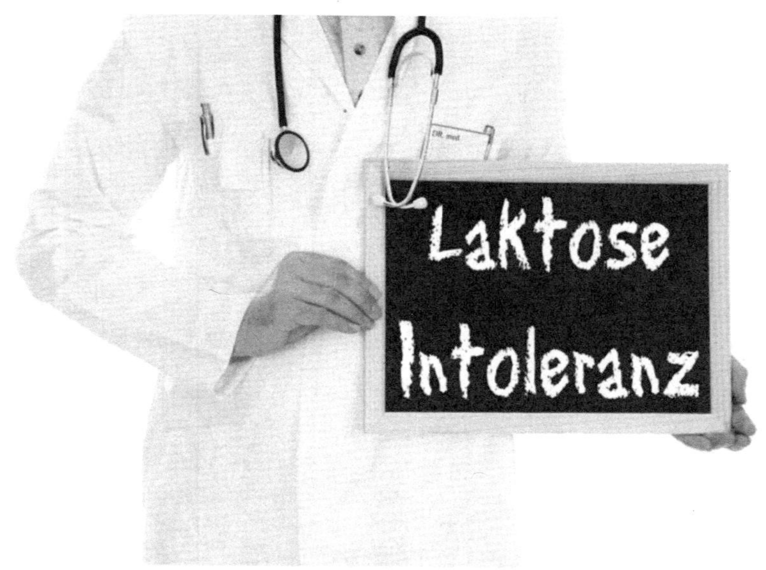

Die Darmflora

Als Darmflora wird die Gesamtheit der im Darm lebenden Kleinstlebewesen (Mikroorganismen) bezeichnet. Bei Neugeborenen ist das Innenleben des Darms noch sehr überschaubar, denn der Mensch kommt mit einer nicht voll entwickelten Darmflora zur Welt, was Mediziner als „abnormale Darmflora" oder „Mikrobiota" bezeichnen.

Die Darmflora muss sich somit in den ersten Lebensmonaten entwickeln, doch dazu bedarf es einer Art Starthilfe in Form von Bakterien, die das Neugeborene während des Geburtsvorgangs im Geburtskanal von der Mutter übertragen bekommt.

Weitere wichtige Bakterien kommen während der Stillzeit über die Muttermilch und später auch über feste Nahrung hinzu. Demzufolge lässt sich erahnen, wie wichtig die von der Mutter übertragenen Darmbakterien für die weitere Gesundheit des neu geborenen Kindes sind, und warum Kaiserschnittgeburten zunehmend kritisch betrachtet werden.

Obwohl die mikrobiologische Darmflora als solche schon seit Ende des 19. Jahrhunderts bekannt ist, wird ihre eigentliche Bedeutung erst seit wenigen Jahren genauer erkannt und erforscht.

Anfangs wurde das Vorhandensein von Darmbakterien sogar für einen krankhaften Zustand gehalten. Dieses Bild gehört inzwischen der Vergangenheit an, aber dennoch gehen Fachleute davon aus, dass bislang noch immer nicht die ganze Bandbreite der Darmbakterien wissenschaftlich erschlossen ist.

Als unstrittig gilt jedoch, dass eine gesunde Darmflora für den gesamten Organismus lebensnotwendig ist und die Gesundheit maßgeblich von ihr abhängt. Doch gestaltet sich dies äußerst komplex, was nicht verwundert, wenn man weiß, dass in einem gesunden Darm ca. 100 Billionen Bakterien leben, die mehr als 400 unterschiedlichen Arten angehören und in gesundheitsschädigende, fäulnisbildende Bakterien (Kolibakterien, Fäulnisflora) und darmfreundliche Bakterien (Probiotika, Säuerungsflora) eingeteilt werden. Die nützlichen Bakterien sind es, die den Darm gesund halten und für eine intakte Immunabwehr sorgen.

Der bekannte Prof. Otto Warburg hat schon vor 80 Jahren darauf hingewiesen, dass durch einen gestörten Darmstoffwechsel die Entstehung und

Ausbreitung von Krebszellen begünstigt wird. Prof. Warburg war zu seiner Zeit ein hoch angesehener und mit einem Nobelpreis ausgezeichneter Wissenschaftler. In der Naturheilkunde wird er auch heute noch sehr respektiert und häufig zitiert.

Der Darm wird durch die Ansiedelung von nützlichen Bakterien gesund gehalten. Diese sorgen für die Immunabwehr und bilden eine natürliche Schranke gegen die Ansiedelung und Vermehrung von unerwünschten Mikroorganismen wie beispielsweise Hefepilzen. Da jeder Bakterienstamm eigene Aufgaben im Darm übernimmt, ist es wichtig, dass möglichst viele verschiedene gesunde Keime vorhanden sind.

Sie alle leben in einer gut aufeinander abgestimmten Symbiose und bilden die Voraussetzung für eine umfassende Gesundheit. So sind Bifidobakterien unter anderem dafür zuständig, B-Vitamine, Folsäure, Biotin und rechtsdrehende Milchsäure zu produzieren. Sind nicht genügend Bifidobakterien vorhanden, entwickelt sich ein Mangel an diesen wichtigen Nährstoffen.

Ist die Bakterienflora des Darms in einem gesunden Zustand, spricht man von einer Eubiose. Die meisten Menschen leiden heutzutage allerdings unter einer Dysbiose, einer Störung der natürlichen Lebensgemeinschaft von Menschen und Mikroorganismen.

Durch den heutigen Lebensstil, der geprägt ist durch viel Stress, eine denaturierte und zuckerreiche Ernährung, Umweltbelastungen, Abführmittel, Nikotin, Alkohol und unkontrollierte Antibiotika- und Cortisoneinnahmen kommt es bei vielen Menschen zu einer massiven Verdrängung der gesundheitsfördernden Darmbakterien, woraus eine Dysbiose entsteht.

Ein Darm mit einer gesunden und ausgeglichenen Darmflora hat bei erwachsenen Menschen schon fast einen Seltenheitswert, und auch bei Kindern sind Beeinträchtigungen der Darmflora beunruhigend oft zu beobachten.

Die Folgen einer unausgeglichenen Darmflora sind vielfältig, denn die diversen Aufgaben eines intakten Darmmilieus können nicht mehr ausreichend wahrgenommen werden. So kommt es unter anderem zu einem Erlahmen des Immunsystems, einem vermehrten Auftreten von Mykosen, einer unzureichenden Nährstoffversorgung der Darmschleimhautzellen und einer beeinträchtigten Regeneration der Darmschleimschicht, die sich bei einer intakten Darmgesundheit in stetiger Regeneration befindet. Hieraus resultieren diverse Gesundheitsgefahren, allen voran das Leaky Gut mit all seinen Folgeerscheinungen.

Hinzukommt, dass durch das Übergewicht der krankheitsfördernden Darmbakterien nicht mehr ausreichend Sauerstoff ins Gewebe gelangt. Schlackenstoffe und Abfallgifte werden nicht mehr abgebaut und stattdessen im Bindegewebe eingelagert. Dadurch kommt es zwangsläufig zur Selbstvergiftung des Körpers.

Die Folgen können verschiedenste Beschwerden sein wie etwa Müdigkeit, Rheuma, Schuppenflechte, Allergien, Entzündungen und viele andere körperliche Beeinträchtigungen, deren Ursachen leider meistens nicht in einer gestörten Darmflora gesucht werden.

Gelingt es, das beeinträchtigte Darmmilieu zu regenerieren und die Darmflora aufzuforsten, können die im Zusammenhang mit der Darmdysbiose stehenden Symptome meistens erstaunlich erfolgreich gelindert werden.

Die Darmschleimhaut

Der Darmtrakt ist mit einer Schleimschicht ausgestattet, die eine erstaunliche Fläche eines ganzen Fußballfeldes ausmacht. Die Darmschleimhaut ist somit die größte Kontaktfläche des Körpers zur Umwelt und nicht die Haut, wie irrtümlicherweise häufig angenommen wird. Eine ihrer wichtigsten Aufgaben besteht darin, fremde Substanzen abzufangen und aus dem Körper zu schleusen. Doch das gelingt nur dann, wenn die Darmschleimhaut intakt ist.

Bei einem gesunden Menschen ist die Schleimhaut mit einer stabilen Darmflora besiedelt und stellt damit eine natürliche Barriere gegen von außen eintretenden krankmachenden Keimen dar. Diese Barriere ist eine der wichtigsten Grundlagen für einen gesunden Organismus!

Ist die Darmschleimhaut funktionstüchtig, kann sie zwischen schädlichen und nützlichen Substanzen unterscheiden. So werden die erwünschten Nährstoffe von den Darmschleimhautzellen aufgenommen und an den Blutkreislauf weitergeleitet, während die schädlichen Eindringlinge aufgehalten und zur Ausscheidung weitergeführt werden.

Die im Darm angesiedelten Abwehrzellen sind oft die ersten, die mit Fremdstoffen oder Mikroben aus der Umwelt in Kontakt kommen. Deswegen entscheidet sich hier, was aufgenommen oder ausgeschieden wird. Die Darmschleimhaut stellt quasi die innere Grenze des Körpers zur Außenwelt dar.

Sie ist damit auch das erste Verteidigungssystem gegen eindringende Fremdstoffe von außen, denn erst danach folgen andere Organe wie die Lymphe, Leber, Nieren, Lunge und die Hautoberfläche, die alle auf ihre Weise in der Lage sind, den Körper von belastenden Substanzen zu befreien.

Die Darmschleimhaut fungiert wie ein schützendes Netz, das den Darm wie einen Schutzmantel auskleidet und verhindert, dass Giftmoleküle und Allergene in den Blutkreislauf und somit in den Körper eindringen können. Das ist eine aufwändige Herkulesarbeit, denn tagtäglich wird der Darm mit unzähligen Substanzen konfrontiert, die es abzuwehren gilt.

Wenn die Schleimhaut intakt ist, gelangen Fremdstoffe und unverdaute Bestandteile als Abfallstoffe erst gar nicht weiter in den Organismus, sondern werden über den Darm ausgeleitet.

Damit dies gelingt, sind die Darmschleimhautzellen auf eine funktionierende Energieversorgung angewiesen, die über kurzkettige Karbonsäuren erfolgt, welche von einer gesunden Darmflora gebildet werden. Ist die Darmflora jedoch beeinträchtigt, indem zu wenige gute Bakterien vorhanden sind, kommt es zu einer unzureichenden Bildung der Karbonsäuren und somit zu einer Unterversorgung der Darmschleimhautzellen.

Resultierend hieraus können sich in einzelnen Darmabschnitten Entzündungen und Beeinträchtigungen des Schutzes entwickeln. Hinzukommt, dass erforderliche Enzyme und Sekrete nicht ausreichend zur Verfügung stehen, was für eine gesunde Aufnahme von Nährstoffen und vollständige Verdauung jedoch unbedingt erforderlich ist.

Der Entstehung einer durchlässigen Darmschleimhaut ist damit Tür und Tor geöffnet.

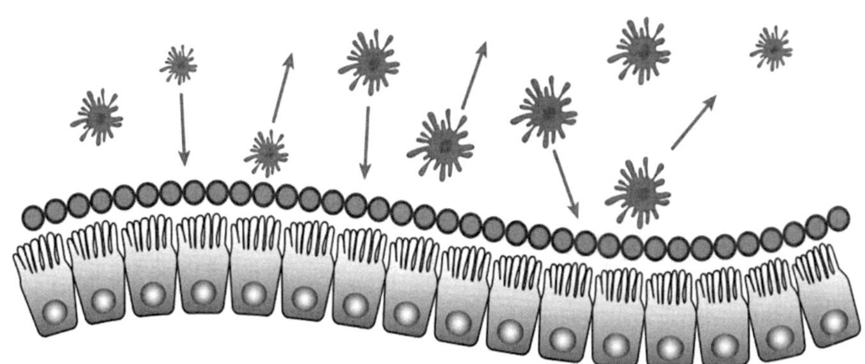

Der Darm und das Immunsystem

Der Darm ist das größte Immunsystem des Körpers. Über 80 Prozent der Abwehrzellen sind im Darm angesiedelt, was im Umkehrschluss bedeutet, dass es zu einer starken Beeinträchtigung des Immunsystems kommt, wenn im Darm etwas im Argen liegt.

Die Abwehrzellen des Darms sind meistens die ersten ihrer Art, die mit Fremdstoffen aus der Umwelt in Kontakt kommen. Der Dünndarm verfügt über drei Abwehrbarrieren, nämlich die Dünndarmschleimhaut, den Schleim auf der Schleimhaut und die Bakterienflora auf der Schleimhaut.

Die darmassoziierten Abwehrzellen werden erst langsam nach der Geburt aufgebaut. Und bis zum Ende des ersten Lebensjahres verfügen Babys noch nicht über Enzyme, die für die Verdauung von tierischen Eiweißen und Fetten benötigt werden. Wenn im ersten Lebensjahr trotzdem schon Nahrungsmittel mit diesen Bestandteilen zugeführt werden, kann es schnell zu Fäulnis und Gärung im Darm kommen, was sich durch Blähungen und Koliken, aber auch durch Hautirritationen und Unruhezustände äußert.

Ein natürlicher Aufbau der gesunden Darmflora wird durch den ungünstigen Start ins Leben erschwert und in ausgeprägten Fällen sogar unmöglich.

Untersuchungen haben gezeigt, dass das Immunsystem von Kindern wesentlich besser ausgeprägt ist, wenn diese nicht per Kaiserschnitt zur Welt kommen und zudem gestillt werden.

Dieses wird darauf zurückgeführt, dass sich die Darmflora der Säuglinge durch eine Art natürliche Impfung seitens der Mutter im Geburtskanal und die Zusammensetzung der Muttermilch besser aufbauen kann. Als Folge erkranken Kinder, die den von der Natur vorgesehenen Start ins Leben vollständig erfahren, deutlich seltener an Allergien als ihre nicht gestillten Altersgenossen.

Um eine unzureichende Versorgung der Darmflora von Neugeborenen auszugleichen, gibt es entsprechende Probiotika, die speziell auf die Bedürfnisse der Säuglings-Darmflora abgestimmt sind und erforderliche Bakterienstämme enthalten.

Die Leber

Ähnlich wie der Darm, wird auch die Leber häufig als ein eher untergeordnetes Organ betrachtet. Und erst wenn sie sich mit massiven Beschwerden bemerkbar macht, wird der Leber endlich mehr Aufmerksamkeit geschenkt. Aber das kann dauern, sehr lange sogar. Denn erst in sehr fortgeschrittenen Stadien der Beeinträchtigung weisen Körperreaktionen wie etwa eine starke Müdigkeit auf die Sorgen der Leber hin.

Möglich ist dies deswegen, weil die Leber viel ertragen und erdulden kann und sogar in der Lage ist, sich selbst zu regenerieren. Erst wenn beeindruckende zwei Drittel ihres Gewebes zerstört sind, versagt sie ihren Dienst komplett.

Leider fehlen bislang in der schulmedizinischen Diagnostik zuverlässige Methoden, um frühzeitigere Einschränkungen der Leber aufzudecken. Langfristig ist die Leberfunktionsstörung an dem so genannten Gamma-GT-Wert zu ermitteln, ein Marker, der auf Zellschädigung und Zelluntergang hinweisen kann.

Da zu Beginn einer Leberbeeinträchtigung aber noch keine Zellschädigungen zu verzeichnen sind, sondern vielmehr nur Grieß, Steine und Schleim die Leber-Gallen-Gänge überladen, greift dieses Diagnoseverfahren nicht bei beginnenden Leberschädigungen. Auch durch herkömmliche Blutwerte lässt sich eine bereits verschleimte und durch Abfall überladene und somit beeinträchtigte Leber nicht frühzeitig feststellen. Die verfügbaren labordiagnostischen Parameter weisen erst dann auf eine Leberstörung hin, wenn eigentlich schon Gefahr im Verzug ist und bereits ein ganz dringender Handlungsbedarf besteht.

Als derzeit einziger bekannter Hinweis resultierend aus einer Blutuntersuchung auf eine zwar nicht kranke, aber bereits geschwächte Leber, gilt ein erhöhter Cholesterinwert oder Triglyzeridespiegel. Dies wird darauf zurückgeführt, dass eine träge Leber weniger Gallensaft produziert. Hierfür wird Cholesterin benötigt, denn Cholesterin ist die Basissubstanz für die Bildung von Gallensaft. Wird jedoch weniger Cholesterin für die Gallensaftproduktion gebraucht, können sich die Cholesterinwerte im Blut erhöhen.

Während mit der Einnahme von cholesterinsenkenden Medikamenten zwar die Werte gesenkt werden können, führen diese aber gleichzeitig zu einer zusätzlichen Leberbelastung.

Hingegen ist es mit leberentlastenden Präparaten möglich, nicht nur die Leber zu unterstützen, sondern außerdem auch den Cholesterinwert wieder auf ein altersgemäßes Niveau zu senken, wie Erfahrungen aus der Naturheilkunde aufzeigen.

In der ganzheitlichen Medizin gibt es mehrere Möglichkeiten, um eine Leberschwäche zu identifizieren. Verschiedene Diagnostikmöglichkeiten wie beispielsweise Bioresonanz, Kinesiologie, ETA-Scan und Irisdiagnostik werden in der Naturheilkunde eingesetzt. Das Diagnostikspektrum der alternativen Medizin ist sehr umfangreich, deswegen kann an dieser Stelle nicht auf alle eingegangen werden.

Mit einem Bluttest kommt man außerdem der Entgiftungskapazität der Leber auf die Spur. Dies geschieht durch einen so genannten Leber-Detoxtest, bei dem die Leberaktivität in den Entgiftungsphasen 1 und 2 überprüft wird. Hiermit kann festgestellt werden, wie es mit der Entgiftungsleistung der Leber bestellt ist. Hier kann eine genetische Disposition zugrunde liegen, bei der die erste oder zweite Phase gestört ist. Es kann aber auch die Abstimmung dieser beiden Phasen untereinander gestört sein. Veränderungen im Genbereich der an den beiden Entgiftungsphasen beteiligten Enzyme können zu einer mangelhaften Entgiftung führen.

Wenn es um die Entgiftungskapazität geht, wird häufig auch die Überprüfung der Glutathion S-Transferase herangezogen. Hierbei geht es um Enzyme, die eine wichtige Rolle bei der Entgiftung spielen. Besonders bei der Entgiftung von Schwermetallen wie Quecksilber, Blei, Cadmium und anderen Bestandteilen, die unter anderem aus Dentalmetallen, Wasserleitungen und Lebensmitteln in den Organismus gelangen, ist **Glutathion** eine der wichtigsten Substanzen, die der Körper **zur Entgiftung** benötigt.

Aber auch bei verschiedenen Krebserkrankungen, alkoholisch bedingter Leberzirrhose, Endometriose und cystischer Fibrose sollte auf einen ausreichenden Glutathionspiegel geachtet werden.

Bei einer gestörten und damit unzureichenden Entgiftungskapazität des Körpers verbleiben hochtoxische Stoffe im Organismus wie unter anderem

Schwermetalle, Stoffwechselabbauprodukte und Medikamentenrückstände. Als Konsequenz reichern sie sich im Körper an und führen zu einer hochgradigen Schwächung des Immunsystems mit weitreichenden Folgen. Von Quecksilber ist beispielsweise bekannt, dass es Makrophagen irreversibel schädigt, was zu einer starken Beeinträchtigung der körperlichen Abwehr führt.

Wenn es um die Entgiftung geht, ist die Leber neben den Nieren das zentralste Stoffwechselorgan und ist dafür zuständig, den Organismus vor schädlichen Substanzen zu schützen. Mit ihrer blutreinigenden Tätigkeit ist sie ein Schlüsselorgan unseres Körpers wie kein anderes und in ihrer Funktion noch lebenswichtiger als ihre Schwesterentgiftungsorgane, die Nieren. So ist sie den Nieren auch überlegen beim Säureabbau, immerhin baut die Leber pro Stunde so viel Säure ab wie die Nieren am ganzen Tag.

Darüber hinaus ist die Leber der Hauptsitz unserer Lebensenergie und Schaffenskraft. Kann sie nicht ihre kompletten Funktionsfähigkeiten ausüben, macht sich dies nicht durch körperliche Schmerzen bemerkbar, weil Lebergewebe selbst diese nicht verursachen kann.

Es sind in Extremfällen die Leberkapseln, die Schmerzen verursachen. Meistens sind es aber Schmerzen, die aufgrund einer vergrößerten Leber entstehen, wenn diese auf umliegende Organe drückt. Andere Schmerzen entstehen durch die Gallenblase, die besonders nach dem Verzehr bestimmter – meist fetthaltiger – Mahlzeiten zieht, piekt oder richtig schmerzt.

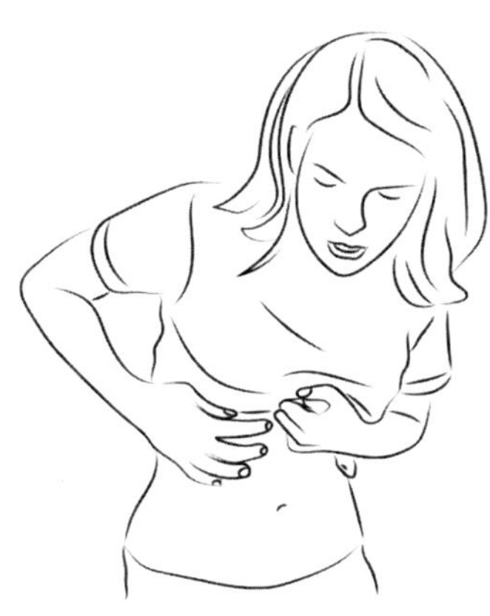

Eine geschädigte Leber macht sich vielmehr durch Müdigkeit, Erschöpfung, Magendrücken, Unverträglichkeit von verschiedenen Nahrungsmitteln, Leistungsabfall, Traurigkeit bis hin zu Depressionen bemerkbar. Man sagt nicht ohne Grund „der Schmerz der Leber ist die Müdigkeit".

Und bei bestimmten Depressionsarten kann oft mit einer Lebertherapie sehr erfolgreich geholfen werden. Leider ist viel zu unbekannt, dass **Depressionen** aufgrund von **chronischen Vergiftungen** entstehen können. Wird der aufgrund einer Vergiftung depressiv gewordene Patient entgiftet, verlieren sich in diesen Fällen die Depressionen von ganz allein – ganz ohne Psychopharmaka und Psychotherapie.

Psychopharmaka wären in diesen Fällen sogar kontraproduktiv, weil die ohnehin geschädigte und überlastete Leber mit weiteren abzubauenden Medikamenten konfrontiert würde.

Bei der heute alltäglichen Stressbelastung und Ernährungsweise bestehend aus viel Zucker, Schokolade, fettigen und frittierten Lebensmitteln, Kaffee, Alkohol, Nikotin, Umweltschadstoffen wie Giftstoffen aus der Luft und dem Wasser, chemischen Pflanzenschutzmitteln, synthetischen Lebensmittelzusatzstoffen und leichtfertiger Medikamenteneinnahme ist es auch nicht verwunderlich, dass unser wichtigstes Entgiftungsorgan schnell und auch schon in jungen Jahren an seine Belastungsgrenzen gelangen kann.

Dachte man früher bei einer Leberbeeinträchtigung eher an einen zu hohen Alkoholkonsum, so sind es heute vielmehr die alltäglichen Lebensumstände einschließlich der leberbelastenden Ernährung und Umweltschadstoffe, die der Leber das Leben schwer machen.

Auch emotionale Belastungen können der Leber schwer zusetzen und sie in ihrer Aktivität stark einschränken. Wie kaum ein anderes Organ reagiert die Leber auf Stress, Angst, Groll, Wut, Ärger und psychische Belastungen.

So kommen viele althergebrachte Lebensweisheiten nicht von ungefähr, wenn man sagt: „Ihm ist die Galle übergelaufen", „Ihm ist eine Laus über die Leber gelaufen", „Er hat einen galligen Gesichtsausdruck" oder „Er spuckt Gift und Galle".

Wenn sich die Leberbelastung schließlich bemerkbar macht, ist es meistens allerhöchste Zeit, tatsächlich einzugreifen und sie in ihren Aktivitäten zu unterstützen.

Aber wie bereits gesagt: Das Problem ist, dass mit herkömmlichen schulmedizinischen Diagnoseverfahren eine Leberbelastung leider erst sehr spät festgestellt werden kann. Und nach wie vor gilt für viele Patienten nur die schulmedizinische Meinung.

Da zählt auch leider oft nicht, dass einige medizinische Erkenntnisse bereits vor einigen tausend Jahren gewonnen wurden. Denn blickt man beispielsweise auf die traditionelle chinesische Medizin (TCM), so könnte man hieraus eine sehr wertvolle einfache Diagnosemöglichkeit anwenden, um eine Leberschwäche festzustellen.

In der chinesischen Medizin diagnostiziert man seit mehreren tausend Jahren anhand der Zunge. So weisen demnach seitliche Zahnabdrücke auf der Zunge auf eine Leberbelastung hin. In chinesischen Kliniken wird auch heute noch die Zungendiagnostik als Basisdiagnoseverfahren angewandt. Und werden Zahnabdrücke festgestellt, bekommt der Patient sofort leberunterstützende Präparate.

Weitere stille und weitgehend unbekannte Hinweise auf eine Leberbelastung können auch unverträgliche Nahrungsmittel sein, viel Luft im Bauchraum, häufige Übelkeit, Aufstoßen und Schmerzen in den Schulterblättern.

Ein weiterer Hinweis auf eine Leberstörung könnten Gallensteine sein. Eine geschwächte Leber produziert nicht nur weniger Gallensaft, sondern die Zusammensetzung dieses Saftes ist auch eine andere. Außerdem kristallisiert dieser schneller, was wiederum die Bildung von Gallensteinen fördern kann. Somit ist es sinnvoll, bei Gallensteinen auch die Funktionsfähigkeit der Leber zu überprüfen. Dabei sollte man bedenken, dass durch Ultraschall nicht alle tatsächlich vorhandenen Gallensteine sichtbar gemacht werden.

Was viele Menschen immer wieder erstaunen lässt, ist das Ergebnis von Leberreinigungen nach Dr. Hulda Clark. Denn mit dieser Methode ist es tatsächlich möglich, Gallensteine aus der Gallenblase auszuschleusen – ganz ohne Operation und mit Erhalt der Gallenblase. Wie dies funktioniert, erfahren Sie in dem Kapitel „Leberreinigung nach Dr. Hulda Clark". Aber zurück zur Leberschwäche.

Neben diversen Möglichkeiten, eine Leberschwäche aufzuspüren, gibt es noch eine weitere, und zwar in Form von Lebersternchen. Dies sind Erweiterungen von Hautgefäßen bei Leberkranken. Sie sind als kleine rote Pünktchen überwiegend sichtbar im Gesicht, am Hals, Kopf und Oberkörper zu finden. Diese roten Male sind sternförmig angereiht und bestehen aus einer zentralen Arterie.

Die Leber hat durchschnittlich ein Gewicht von 1,5 Kilo und ist die größte Drüse des Menschen. In nur 24 Stunden – also jeden Tag – werden mehr als 600 Liter Blut von ihr filtriert. Bisher sind 600 Funktionen bekannt, die jede einzelne Leberzelle zu erfüllen hat. Man geht davon aus, dass die Anzahl der Funktionen sogar noch wesentlich höher ist.

Die Leber erhält durch das Pfortadersystem der Verdauungsorgane die aufgenommenen Nährstoffe, aber auch Schadstoffe und Erreger. Hierzu gehören Konservierungs- und Spritzmittel, Medikamente und chemische Lebensmittelzusätze wie Konservierungsstoffe, Aromen, Farbstoffe, Trägerstoffe und vieles mehr.

Auch die eigenen, vom Körper produzierten Giftstoffe, die unter anderem durch die Verdauungsprozesse entstehen, muss die Leber verarbeiten und neutralisieren. Je mehr die Verdauungskraft des Körpers jedoch beeinträchtigt ist, umso mehr ist die Leber belastet. Verläuft die Verdauung nicht reibungslos, bilden sich im Darm durch Gärungsprozesse und Fuselalkohole zusätzliche Giftstoffe, die die Leber ebenfalls entsorgen muss.

Und hier zeigt sich der Zusammenhang des durchlässigen Darms und der Leber: Kann aufgrund der geschädigten Darmschleimhaut die Verdauung nicht problemlos verlaufen, leidet nämlich nicht nur der Darm, sondern ganz besonders auch die Leber. Dies führt zu einer enormen Leberbelastung und zusätzlich zu einem Nährstoffmangel, der aufgrund des durchlässigen Darms entsteht. So kann das Leaky Gut sogar die Ursache für erhöhte Leberwerte sein, doch wird dies in der Praxis sehr häufig übersehen.

Zu einer Behandlung des Leaky Gut sollte also möglichst auch eine Unterstützung der Leber gehören. Diese kann aus einer leberschonenden und leberaufbauenden Ernährung bestehen und unterstützenden Präparaten wie beispielsweise Mariendistel, Löwenzahn, Bitterstoffe und physikalische Anwendungen wie Leberwickel.

Wird dies konsequent durchgeführt, bessern sich die Symptome in vielen Fällen. Besonders Patienten mit lähmender Müdigkeit staunen oft über die schon nach kurzer Zeit zunehmende Lebensenergie.

Was ist das Leaky Gut?

Die Darmschleimhaut und- flora sind so konzipiert, dass Nährstoffe verstoffwechselt werden, damit diese anschließend in den Blutkreislauf aufgenommen werden können. Von dort aus wird der gesamte Organismus mit Nährstoffen versorgt. Bei einer gesunden Darmschleimhaut werden Fremdkörper erkannt und aus dem Körper ausgeleitet. Dies funktioniert, indem die Darmschleimhaut eine Barriere bildet und wie ein Maschennetz fungiert. Hierdurch wird verhindert, dass unerwünschte Eindringlinge in die Blutbahn gelangen.

Ist die Darmschleimhaut jedoch geschädigt, werden die Öffnungen des Maschennetzes größer und damit durchlässiger. Bildlich lässt sich dieser Mechanismus mit einem Reißverschluss vergleichen. Die darin verankerten Zähne wirken wie eine Art Barriere und stehen dicht beieinander, sodass sie nichts durchlassen. Werden die Zähne des Reißverschlusses beschädigt, versagt dieser Schutz, es dringen Luft, Kälte und Schmutzteilchen ein.

Wenn die Darmschleimhaut Lücken aufweist, ist auch hier der ursprüngliche Schutz nicht mehr gegeben. Unverdaute Nahrungsbestandteile, Bakterien, giftige Abfallprodukte, Toxine, Antigene und Makromoleküle können sich dann ungehindert Zugang in den Blutkreislauf verschaffen.

Damit stellt der durchlässige Darm grundsätzlich ein Absorptionsproblem dar, denn zu viele Substanzen gelangen in den Organismus, die dort nicht hingehören. Substanzen, die normalerweise verdaut werden, passieren die löchrige Darmschleimhaut und treten über den Blutkreislauf in den gesamten Organismus ein.

Genau dieser Mechanismus ist es, der als Leaky Gut Syndrom, durchlässiger, löchriger oder leckender Darm bezeichnet wird.

Man kann sich dies ein bisschen so vorstellen, als wenn ein verzehrtes Salatblatt mitsamt dem verzehrten Putenstreifen in den Blutkreislauf gelangt und dort orientierungslos herumirrt. Denn feste und unzureichend verdaute Nahrungsbestandteile sind hier nicht vorgesehen, sondern gehören in den Verdauungstrakt und von dort aus ausgeschieden. In anderen Körperregionen haben sie hingegen nichts zu suchen.

Dies ist insofern von großer Bedeutung, weil nur ausreichend verstoffwechselte Nährstoffe und kleinste Moleküle vom Körper verwertet werden können. *Unzureichend verdaute Nahrungsbestandteile jedoch bilden eine schlammartige Masse, die andere Organe belastet und damit deren Funktionstüchtigkeit stark beeinträchtigt.*

Zusätzlich zu den unvollständig aufgespaltenen Nahrungsbestandteilen gelangen schließlich auch Toxine und Allergene durch die durchlässige Darmschleimhaut. Letztere können somit generalisierte Allergien oder Nahrungsmittelallergien und– unverträglichkeiten auslösen. Eine intakte Darmschleimhaut hingegen nimmt keine Allergene auf, indem das Immunsystem der Darmschleimhaut diese sofort zerstören würde.

Hinzukommt, dass die beim Leaky Gut im Übermaß vorhandenen schädlichen Darmbakterien und Pilze krankmachende Verdauungsgifte produzieren, die ebenfalls die löchrige Darmschleimhaut passieren können.

All diese Stoffe gelangen in die Blutbahn und werden über diesen Weg ins Bindegewebe, die Muskulatur und Fettzellen verschoben. Je nachdem, wo sich die Fremdstoffe ablagern, können sich unterschiedliche Krankheitsbilder entwickeln, die meistens allerdings nicht ursächlich mit einer durchlässigen Darmschleimhaut in Zusammenhang gebracht werden.

Das Immunsystem mobilisiert aufgrund des Eindringens der Fremdstoffe Antikörper zur Bekämpfung dieser fremden Substanzen. Dabei werden mehr Antikörper produziert als zur Bindung der Fremdstoffe erforderlich wären, so dass allergische Reaktionen, Entzündungen bis hin zu Schmerzen im ganzen Körper entstehen. Von all diesen Reaktionen wird das Immunsystem überwältigt, so dass das Leaky Gut auch eng verbunden sein kann mit Autoimmunerkrankungen.

Auch die Leber wird stark in Mitleidenschaft gezogen, denn mit der Überflutung all der Fremdstoffe ist sie in der Regel völlig überfordert und muss aufgrund der höheren Giftstoffbelastung zusätzliche Kraftanstrengungen aufbringen. Dies ist der Grund, warum bei der Behandlung eines Leaky Guts die Leber unterstützt werden sollte.

Ein großes Problem stellt der Candida-Hefepilz dar, der meistens nicht lange auf sich warten lässt, sobald eine Darmdysbiose vorliegt. Die Pilzsporen haften an der Darmschleimhaut und tragen dazu bei, dass diese noch durchlässiger wird. Man kann sich dies so vorstellen wie Baumwurzeln, die im umliegenden Beton Risse verursachen.

Durch die durchlässige Darmschleimhaut kann der Candida ebenfalls in den Blutkreislauf gelangen und verschiedene Körperregionen erreichen. Pilzinfektionen äußern sich häufig in Hautausschlägen wie z. B. Soor, Juckreiz, Kopfschuppen und Haarausfall. Besonders gefährlich wird es, wenn diese Pilze andere Organe erfassen. Ausführlichere Informationen erfahren Sie im Kapitel „Candida – Ursache und Folge beim Leaky Gut".

Tight Junctions – die Schlüssellöcher im Darm

Wenn es um das Leaky Gut geht, dann wird man unweigerlich immer wieder mit dem Begriff „Tight Junctions" konfrontiert. Ebenso wie die Bezeichnung des löchrigen Darms „Leaky Gut" aus dem Englischen kommt, hat auch der Begriff „Tight Junctions" hier seinen Ursprung, jedoch ist bei letzterem eine wortwörtliche Übersetzung nicht weiterführend, wenn man verstehen möchte, um was es sich hierbei eigentlich handelt.
Und es ist meistens auch nicht einfach, für den Laien verständliche Erklärungen zu dieser Begrifflichkeit zu finden, denn sie erscheint doch zumeist in spezifischer Fachliteratur. Dabei ist es eigentlich gar nicht so schwer, wenn man weiß, dass die Darmschleimhaut aus Epithelzellen besteht, die durch diese Tight Junctions miteinander verbunden sind und hier eine wichtige Abdichtungsfunktion erfüllen.

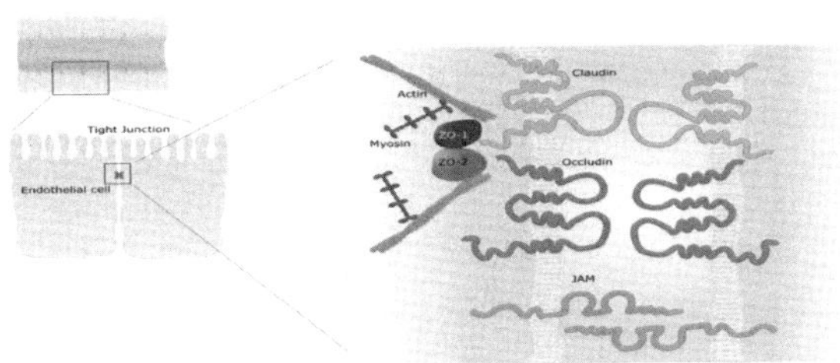

Genau genommen handelt es sich bei den Tight Junctions um schmale Bänder aus Membranproteinen, die sich wie ein schützendes Netz um die Zellen legen und gleichzeitig Zwischenräume und Spalten abdichten, damit auch wirklich nichts, was nicht durchgelassen werden soll, passieren kann (parazelluläre Diffusionsbarriere).
Aber es gibt eben nicht nur schädliche Stoffe, die den Darm erreichen, sondern auch wichtige und lebensnotwendige. Damit diese den Weg in den Organismus finden, und von der Darmschleimhaut durchgelassen werden, braucht es also einen intelligenten Mechanismus, damit diese Selektion gelingt und der diese kleinen Spalten für den selektiven Transport von wichtigen Stoffen öffnet.

Genau an dieser Stelle kommt das Regulatorprotein Zonulin ins Spiel, das wie eine Art Generalschlüssel funktioniert. Durch den Kontakt zwischen Zonulin und Tight Junctions wird wie bei einem Schlüsselchip ein gezieltes und befristetes Öffnungssignal übertragen. Man kann sich die Tight Junctions also wie Schlüssellöcher vorstellen, die mithilfe des Generalschlüssels Zonulin geöffnet werden.

Sind die Schlüssellöcher jedoch defekt, oder ist die Kommunikation zwischen dem Generalschlüssel und dem Schlüsselloch gestört, funktioniert der Sicherungsmechanismus nicht mehr. Die Folge ist, dass dann ungehindert schädliche Eindringlinge die Darmschleimhaut passieren können und ungewollt in den Körper gelangen.

Folgen einer durchlässigen Darmschleimhaut

Das Hauptproblem einer durchlässigen Darmschleimhaut besteht darin, dass Substanzen in den Blutkreislauf gelangen, die dort nicht hingehören und im Organismus zu vielfältigen Schäden führen. Vermehrt sind dies unvollständig gespaltene Nahrungsbestandteile, fettunlösliche Stoffe, bakterielle Endotoxine und anorganische Giftstoffe.

Zwar kann die Leber diese schädlichen Stoffe bis zu einem gewissen Anteil abbauen und dadurch Schaden abwenden, aber dennoch gelangt ein großer Teil als aggressive Verbindungen über die Gallenflüssigkeit wieder zurück in den Darm.

Doch damit nicht genug, denn ein Leaky Gut hat noch einige weitere Gefahren im Gepäck. Eine davon besteht darin, dass die aktiven

Transportmechanismen der Darmwand erlahmen. Dies führt dazu, dass der Darm die lebenswichtigen Spurenelemente nicht mehr in ausreichender Menge aufnehmen kann. Anstatt die Zellen zu versorgen, werden die wichtigen Nährstoffe ausgeschieden, wodurch ein entsprechender Vitalstoffmangel mit all seinen Folgen entsteht.

Dass die Betroffenen insbesondere über Müdigkeit klagen, ist eine der hieraus resultierenden Konsequenzen. Selbst wenn versucht wird, dem Nährstoffmangel durch Nahrungsergänzungsmittel entgegenzuwirken, so gelingt dies nur teilweise, **weil der geschädigte Darm nicht in der Lage ist, diese zugeführten Nährstoffe vollständig zu verwerten.** Allein diese Situation zeigt sich durch unterschiedliche gesundheitliche Beeinträchtigungen. Erkrankungen, die aus einer gestörten Darmschleimhaut resultieren können, beschränken sich übrigens nicht nur auf Verdauungsprobleme.

So besteht eine weitere Folge des Leaky Gut in einer geschwächten Immunabwehr. Diese zeigt sich darin, dass die Betroffenen wesentlich häufiger von Infektionen heimgesucht werden als gesunde Menschen. Viren, Bakterien und Hefen stehen durch die durchlässige Darmwand Tür und Tor offen für einen ungehinderten Übergang in den Blutkreislauf.

Ein Teufelskreis entsteht, bei dem sich die Prozesse zunehmend gegenseitig aufschaukeln und aus dem es kein Entrinnen gibt, solange die Darmschleimhaut nicht geschlossen wird und die unverträglichen Nahrungsmittel nicht vom Speiseplan verschwinden.
Sehr häufig sind auch die folgenden Beschwerden beziehungsweise Erkrankungen eng mit einer durchlässigen Darmschleimhaut verbunden:

- die Darmentgiftungsfähigkeit wird stark beeinträchtigt, was nicht selten zu chemischen Unverträglichkeiten führt, aus denen heraus sich eine MCS (Multiple Chemische Sensibilität) entwickeln kann;

- in den Zellen entsteht ein Überhang von Toxinen und anderen Reizstoffen;
- durch die Absorption von größeren molekularen Stoffen können Nahrungsmittelallergien und- Unverträglichkeiten entstehen;

- der Körper ist nicht mehr in der Lage, sich ausreichend gegen die tatsächlich gefährlichen Eindringlinge wie Bakterien, Viren und Pilze zur Wehr zu setzen;

- durch die enorme Bakterienlast wird das Immunsystem immer weiter strapaziert und letztendlich überfordert, eine häufige Infektanfälligkeit ist die Folge;

Die meisten der gesundheitlichen Einschränkungen werden nicht nur durch das Eindringen der Fremdstoffe in den Organismus mitverursacht, sondern auch der auftretende Mineralstoffmangel aufgrund des durchlässigen Darms führt zu Funktionsstörungen.

Während durch Zinkmangel Haarausfall entstehen kann und Fingernägel leicht abbrechen, werden durch einen Magnesiummangel Muskelkrämpfe begünstigt.

Auch die meisten Fibromyalgie-Patienten leiden unter einem Magnesiummangel. Obwohl in diesen Fällen entsprechende Mineralstoffpräparate eingenommen werden, kommt es nicht zu einer durchgreifenden Besserung, wenn ein durchlässiger Darm vorliegt und dieser nicht behandelt wird.

Konsequenterweise sollte daher bei einem augenscheinlichen Mineralstoffmangel, der sich durch entsprechende Präparate nicht beheben lässt, die Möglichkeit eines undichten Darms in Betracht gezogen werden.

Beschwerden und Krankheiten, die mit Leaky Gut zusammenhängen können

Wenn typische Verdauungsbeschwerden wie Durchfall, Blähungen, Verstopfungen oder Darmkoliken auftreten, dann liegt der Verdacht nahe, dass etwas mit dem Verdauungstrakt und insbesondere mit dem Darm nicht in Ordnung ist.

Doch treten andere Unpässlichkeiten oder Krankheitssymptome auf wie etwa Nahrungsmittelintoleranzen, Allergien, chronische Erschöpfung, Migräne, Asthma, Heuschnupfen, Infektanfälligkeit und Hauterkrankungen wie Ekzeme, Akne, Neurodermitis oder Schuppenflechte, dann wird dies nur selten in Verbindung mit dem Darm gesehen.

Dabei kann eine durchlässige Darmschleimhaut für zahlreiche Symptome und Krankheiten (mit-) verantwortlich sein, wie unter anderem die bekannte amerikanische Ärztin und Buchautorin Elizabeth Lipski vor Jahren berichtete.

Die wichtigsten Symptome und Krankheiten im Überblick:

- Akne
- Allergien
- Angstzustände
- Asthma
- Autismus
- Arthritis
- Aufmerksamkeitsdefizit (ADHS)
- Autoimmunerkrankungen
- Bauchkrämpfe
- Blähungen
- Blutzuckerschwankungen
- Chronische Müdigkeit (CFS)
- Colitis Ulcerosa
- Darmerkrankungen wie chronisch entzündliche Darmerkrankungen
- Depressionen
- Diabetes Typ 1
- Ekzeme
- Erschöpfung
- Fibromyalgie
- Gelenkschmerzen
- blockierte Gewichtsabnahme
- Glutenintoleranz
- Hashimoto
- Herz- und Blutgefäßerkrankungen
- Heuschnupfen
- Immunsystemschwächung
- Infektanfälligkeit
- Juckreiz
- erhöhte Leberwerte
- Lupus

- Migräne
- Milchprodukte-Intoleranz
- Multiple Chemische Sensibilität (MCS)
- Morbus Crohn
- Multiple Sklerose
- Muskelschmerzen
- Nahrungsmittelallergien bzw. -intoleranzen
- Neurodermitis
- Pankreatitis, chronisch
- Pilzinfektionen (Candida)
- Psoriasis
- psychische Erkrankungen
- Reizdarm
- Schilddrüsenerkrankungen
- Stimmungsschwankungen
- umweltbedingte Erkrankungen
- Verdauungsbeschwerden
- Verdauungsschwäche
- Verstopfung
- Vitamin- und Mineralstoffmangel
- Vitiligo
- Völlegefühl
- Zöliakie

Diese Liste erhebt nicht den Anspruch, vollständig zu sein, es gibt darüber hinaus noch viele weitere Beschwerden und Krankheiten.

Nahrungsmittelintoleranzen

Nahrungsmittelintoleranzen können beim Leaky Gut Folgeerscheinungen sein, aber auch als Mitauslöser der durchlässigen Darmschleimhaut fungieren. So muss die Thematik nicht nur im Hinblick auf die Ursachenforschung herangezogen werden, sondern sie ist auch unverzichtbar bei der Behandlung. Dies lässt erahnen, welch zentrale Schlüsselfunktion Nahrungsmittelintoleranzen in Zusammenhang mit dem Leaky Gut innehaben.

Unverträglichkeiten auf Nahrungsmittel und Sensibilitäten auf die Umwelt sind in der heutigen Zeit weitaus häufiger anzutreffen als noch vor etwa 20 Jahren. Wie Elizabeth Lipski in ihrem Buch „Digestive Wellness" berichtet, geht man davon aus, dass mittlerweile 24 Prozent der amerikanischen Erwachsenen von Nahrungsmittel- und Umweltunverträglichkeiten betroffen sind. Erhebungen aus England lassen vermuten, dass der Anteil inzwischen sogar bei bis zu 40 Prozent liegt.

Interessanterweise treten hingegen Nahrungsmittelallergien wesentlich seltener auf, nämlich nur bei ein bis zwei Prozent der Erwachsenen. Dennoch sind sie in der Öffentlichkeit viel bekannter und präsenter als die Intoleranzen.

Nahrungsmittelintoleranzen unterscheiden sich gravierend von Nahrungsmittelallergien, doch leider wird dies im Praxisalltag allzu oft nicht bedacht. Der wesentlichste Unterschied besteht darin, dass bei Allergien Antikörper gebildet werden, die Sofortreaktionen des Körpers auslösen. Hingegen werden bei Intoleranzen keine Antikörper gebildet, sodass körperliche Symptome zeitversetzt auftreten, und dies bis zu 72 Stunden später.

Genau diese zeitliche Verzögerung ist es, die eine Diagnose von Intoleranzen so schwierig gestaltet. Wenn man beispielsweise am Montag ein Schnitzel gegessen hat, aber erst am Mittwoch unter Symptomen leidet, denkt man kaum noch an das Schnitzel. Es ist also diffizil, hier den Zusammenhang auszumachen beziehungsweise die Ursache herauszufinden.

Was die Situation und Diagnostik zusätzlich erschwert, sind die Symptome selbst. Diese sind nämlich geradezu identisch mit denen von Allergien. Sie reichen von Kopfschmerzen über Herzrhythmusstörungen, Allergien, Haut- und Haarproblemen bis hin zu umfangreichen Verdauungsbeschwerden. Leider sind in vielen niedergelassenen Praxen und auch in vielen Kliniken Nahrungsmittelintoleranzen noch immer ziemlich unbekannt. Oder aber sie werden nicht ernst genug genommen. Auch falsche Herangehensweisen in der Diagnostik werden häufig von den Patienten beklagt.

Ein weit verbreiteter Fehler ist die Durchführung eines klassischen Allergietests, der durchgeführt wird, wenn der Verdacht besteht, dass ein Patient einige Lebensmittel nicht verträgt. Liegt jedoch keine Allergie, sondern eine Intoleranz vor, so hat ein Allergietest keine Aussagekraft, weil im Unterschied zu Allergien keine typischen Antikörper gebildet werden. Diese sind es aber, um die es bei einem herkömmlichen Allergietest geht.

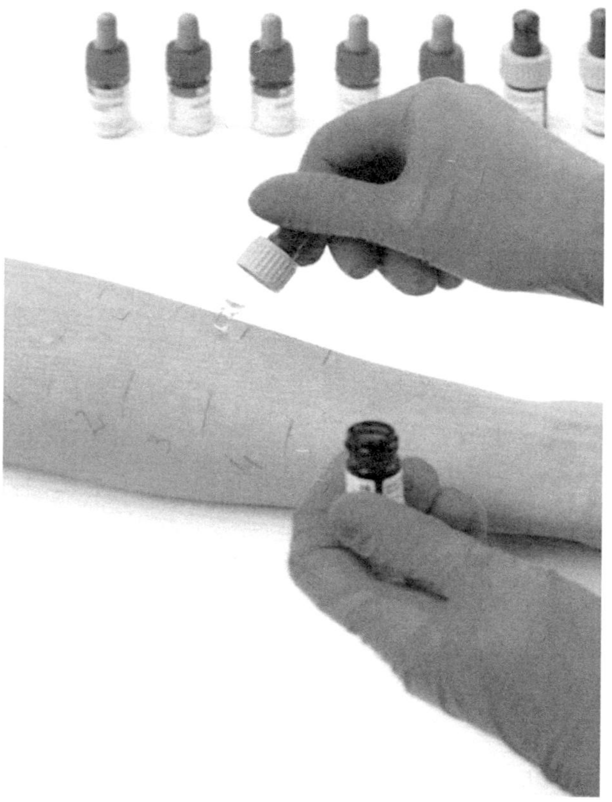

Zeigen sich doch auffällige Werte im Allergietest, so liegt dann tatsächlich eine Allergie auf dieses jeweilige Lebensmittel vor. Derartige klassische Allergien sind dann meistens auf sehr wenige Lebensmittel beschränkt. Die Symptome von Intoleranzen und Allergien sind zwar meistens identisch oder zumindest zum Verwechseln ähnlich, aber sie liegen einem völlig anderen Mechanismus zugrunde, sodass auch unterschiedliche Diagnostikverfahren herangezogen werden müssen.

Wer unter Nahrungsmittelunverträglichkeiten leidet, muss ein wahrer Detektiv sein. Und je mehr Intoleranzen vorliegen, desto mühsamer ist es, den oder die Übeltäter herauszufinden, denn nicht selten gesellt sich zu einer Intoleranz noch mindestens eine weitere. Hilfreich sind hier so genannte Auslass-/ Provokationsdiäten oder Rotationsdiäten. Auch das Führen eines Tagebuches, in dem sämtliche Mahlzeiten des Tages notiert werden, kann sehr wichtige Erkenntnisse bringen. Denn zusätzlich zu den Lebensmitteln werden auch sämtliche Auffälligkeiten und Reaktionen des Körpers eingetragen.

Wer etwas schneller zum Ziel gelangen möchte, um die nicht verträglichen Nahrungsmittel herauszufinden, kann auch einen so genannten IgG-Test machen. Dies ist ein Bluttest, bei dem zahlreiche Nahrungsmittel auf ihre individuelle Verträglichkeit hin untersucht werden.

Das Testergebnis gibt Aufschluss darüber, welche Nahrungsmittel für mehrere Monate gemieden oder zumindest reduziert werden müssen. Außerdem erhält man auch Kenntnis darüber, welche Lebensmittel keine IgG-vermittelten Reaktionen auslösen.

Die Kosten für diese Tests werden derzeit nicht von den Krankenkassen übernommen. Von schulmedizinischer Seite her werden diese Tests außerdem nicht anerkannt, weil ihnen angeblich die Wissenschaftlichkeit fehle. Dabei gibt es durchaus Studien, die in Zusammenarbeit mit Universitäten (u. a. University of York, England) entstanden sind und die Daseinsberechtigung der IgG-Tests belegen.

So konnte hier in beeindruckender Weise gezeigt werden, dass sich diverse Symptome wie beispielsweise Migräne und Reizdarm drastisch reduzierten, wenn sich die Studienteilnehmer tatsächlich an die Ergebnisliste hielten und auf die als unverträglich identifizierten Nahrungsmittel verzichtet wurde.

Allergien und Leaky Gut

Nicht nur Nahrungsmittelintoleranzen, sondern auch Allergien können mit einem Leaky Gut zusammenhängen. Denn aufgrund der erhöhten Durchlässigkeit der Darmschleimhaut ist es für Fremdstoffe jeglicher Art sehr einfach, in den Körper zu gelangen.

Das Immunsystem ist hierdurch in stetiger Alarmbereitschaft und ständig damit beschäftigt, diese Substanzen zu bekämpfen. Als Antwort reagiert das Immunsystem mit einer überschießenden Abwehrreaktion auf die Eindringlinge. Der Körper reagiert auf diese Fremdstoffe wie auf eine Infektion oder ein Virus.

Wird bei einer Allergiebehandlung die durchlässige Darmschleimhaut mit einbezogen, indem bestimmte Präparate verabreicht werden und über mehrere Monate hinweg ein Verzicht auf die allergieauslösenden Substanzen erfolgt, dann besteht eine gute Chance auf gesundheitliche Verbesserungen und Symptomlinderungen. Denn so kann der Körper nach einer gewissen Zeit wieder mit diesen allergieauslösenden Stoffen umgehen, ohne Antikörper zu bilden.

Schlafstörungen und Leaky Gut

Früher ging man davon aus, dass Schlafen lediglich eine lästige Unterbrechung des Tagesablaufes wäre und ansonsten keinerlei Bedeutung für den menschlichen Organismus darstellen würde. Heute ist man von dieser Meinung weit abgerückt, denn dass Schlaf zur Gesunderhaltung benötigt wird, zweifelt niemand mehr an.

Es mag einige robuste Menschen geben, die mit sehr wenig Schlaf auskommen, und deren Nächte bereits nach 4 Stunden Schlaf beendet sind. Napoleon soll einer von ihnen gewesen sein.

Aber der durchschnittliche Mensch würde sich keinen Gefallen damit tun, seine Schlafzeit so drastisch einzuschränken. Die im Schlaf verbrachte Lebenszeit ist alles andere als verschenkte Zeit. Sie wird nämlich vom Körper benötigt, um sich zu regenerieren und damit er seine vielfältigen täglichen Aufgaben erfüllen kann.
Gedanken über einen schlechten Schlaf macht man sich erst dann, wenn man von Schlafproblemen betroffen ist. Wie lebensnotwendig ein gesunder Schlaf ist, um sich fit zu fühlen und den Alltag meistern zu können, wird einem somit erst bewusst, wenn der eigentlich so selbstverständliche Schlaf abhandengekommen ist.

Schlafstörungen sind ein weit verbreitetes Phänomen. Viele Erwachsene wälzen sich nachts von einer Seite zur anderen und können von einem erholsamen und qualitativ hochwertigen Schlaf nur träumen. Dabei ist gesunder Schlaf eine der wichtigsten Voraussetzungen für den Erhalt der Gesundheit und sogar lebensnotwendig.

Schlaf kann als Jungbrunnen für den Organismus wirken, die allgemeine Leistungsfähigkeit fördern und vor Krankheiten schützen. Durch einen ausgewogenen Schlaf wird das Immunsystem aktiviert – fehlt der Schlaf, kommt es unweigerlich zu einem geschwächten Immunsystem, auch Herzprobleme stehen mit einer schlechten Schlafqualität in Verbindung.

Ausgewogener Schlaf ist für einen gesunden Körper eine biologische Notwendigkeit. Verschiedene körperliche Programme werden während der Schlafphase in ihrer Aktivität reduziert wie z. B. die Atmung, der Herzschlag und die Muskelaktivität. Andere Funktionen und Organe fahren gerade während des Schlafens auf Hochtouren und entfalten während dieser Phase einen besonders aktiven Zustand. Hierzu zählen z. B. die Leber und das Hormonsystem.

Die Ursachen für Schlafstörungen bleiben meistens im Dunkeln, stattdessen erfolgt eine symptomorientierte Behandlung, die in der Regel aus der Verabreichung von Schlaftabletten besteht. Dabei kann es zielführender sein, die Ursache der Schlafstörungen ausfindig zu machen. Wird diese nämlich identifiziert und beseitigt, lösen sich die Schlafprobleme häufig in Luft auf.

Dass eine Verbindung zwischen schlechtem Schlaf, Verdauungssystem, Darmgesundheit und Darmdysbiose besteht, gehört sicherlich zu den neueren Erkenntnissen auf diesem spannenden Gebiet. Immerhin weiß man inzwischen, dass Schlafgewohnheiten und Darmgesundheit auf einer Achse arbeiten, in einer wechselseitigen Beziehung stehen und sich gegenseitig beeinflussen.

Die 3 wichtigsten Gründe für darmbedingte Schlaflosigkeit

1. Darmdysbiose

Bei einer Darmdysbiose liegt ein Ungleichgewicht der Darmbakterien vor, indem „falsche“ (pathologische) Keime die Überhand gewinnen und die nützlichen Bakterien verdrängen. Dieser Zustand entwickelt sich meistens durch eine Antibiotikabehandlung, denn sie kann zu einer Eliminierung der normalen Darmflora und Überwucherung mit potentiell krankmachenden Bakterien und Pilzen führen. Aber auch eine ungesunde Ernährungsweise kann eine solche Dysbiose erzeugen.

Die guten Darmbakterien werden unter anderem für die Produktion von Neurotransmittern wie Dopamin, GABA und Serotonin benötigt. Besonders letzteres ist unverzichtbar, denn über 90 % des Serotonins wird im Darm von den sogenannten enterochromaffinen Zellen gebildet. Serotonin bildet die Vorstufe für die Produktion von Melatonin, das ein wichtiges Schlafhormon ist.

Wenn die gesunde Darmflora zurückgedrängt wird und krankheitserregende Bakterien in der Überzahl sind, können die nützlichen Bakterien ihre Aufgabe nicht mehr erfüllen. Fatalerweise kommt es dann in verschiedenen Bereichen zu Beeinträchtigungen, von denen Schlaflosigkeit nur eine ist und die häufig in Kombination mit Depressionen, Angstzuständen oder anderen psychischen Problemen auftritt.

2. Darminfektionen

Infektionen, die den Darm betreffen, werden besonders häufig durch Candida-Pilze ausgelöst, aber auch Bakterien wie z. B. Helicobacter pylori oder Parasiten wie z. B. Giardien kommen hier in Betracht.

All diese unliebsamen Mitbewohner haben die Eigenschaft, dass sie nachts am aktivsten sind und sich in dieser Zeit nicht nur ernähren, sondern auch Giftstoffe freisetzen. Infolgedessen kommt es zu Entzündungsprozessen, die wiederum das entzündungshemmende und wachmachende Hormon Cortisol auf den Plan bringen. Wenn man regelmäßig um 3 Uhr nachts aufwacht, ist das der häufigste Grund.
Doch damit nicht genug, denn all diese Infektionen führen im Laufe der Zeit zu einer Darmdysbiose und schließlich zu einem Leaky Gut. So lange man derartige Infektionen nicht erfolgreich behandelt, ist es aussichtlos, nützliche Bakterien anzusiedeln und den Darm zu heilen.

3. Leaky Gut

Bezogen auf das Leaky Gut Syndrom gehen einige Experten inzwischen davon aus, dass es tatsächlich nur wenige andere Dinge gibt, die sich so ungünstig auf die Entstehung und Aufrechterhaltung der durchlässigen Darmschleimhaut auswirken wie Schlafmangel. Umgekehrt bedeutet dies, dass guter Schlaf einen großen positiven Einfluss auf den Darm hat und dieser sich bei einer guten Schlafqualität sogar selbst heilen kann.

Bei einer durchlässigen Darmschleimhaut dringen unverdaute Nahrungsbestandteile, Bakterien und giftige Abfallprodukte in den Blutkreislauf ein. Dies bleibt nicht ohne Folgen, insbesondere kommt es zu einer Vielzahl von Entzündungen, die immer das entzündungshemmende Cortisol auf den Plan rufen.

Findet diese Reaktion nachts statt, führt das Cortisol zu einer Unterdrückung des Schlafhormons Melatonin, infolgedessen man aufwacht und nicht mehr schlafen kann.

Nicht mehr schlaflos durch gesunden Darm

Einer der besten Wege zu besserem Schlaf und guter Darmgesundheit liegt in der Umstellung der Ernährung. Hier ist es besonders wichtig, auf zuckerhaltige und verarbeitete Lebensmittel zu verzichten. Koffein sollte nicht zu spät am Tag getrunken werden.

Um die Anzahl der guten Bakterien im Darm zu erhöhen, sind fermentierte Lebensmittel (z. B. Sauerkraut und Kimchi) und ein hoher Anteil an grünem Gemüse zu empfehlen.

Auch die Einnahme von Probiotika in Verbindung mit Vitamin D kann zu einer besseren Schlafqualität beitragen.

Biorhythmus beeinflusst das Darmmikrobiom

Forschungserkenntnisse der japanischen Universität Tsukuba deuten darauf hin, dass die Mikroben im Darm den Schlafrhythmus beeinflussen können, indem sie zur Bildung wichtiger chemischer Botenstoffe im Gehirn, wie Serotonin und Dopamin beitragen und schlafregulierende Hormone produzieren. Dadurch hat das Darmmikrobiom einen direkten Einfluss auf den Biorhythmus.

Kommt es zu einer Störung des Biorhythmus wie etwa bei Jetlag und Schichtdienstarbeit, führt dies zu einer Beeinträchtigung des Darmmikrobioms.

Pyrrolurie – kaum bekannt und trotzdem wichtig

Pyrrolurie wird auch als HPU, Kryptopyrrolurie oder Malvaria bezeichnet, und geht es nach Expertenmeinungen, sind ungefähr 10 % der Bevölkerung hiervon betroffen. Bei dieser großen Anzahl Betroffener klingt es fast unglaublich, dass diese genetisch bedingte Stoffwechselstörung weithin unbekannt ist.

Nicht verwunderlich also, dass die meisten gar nicht wissen, dass sie diese genetische Disposition in sich tragen, die womöglich die (Mit-)Ursache ihrer gesundheitlichen Beeinträchtigungen ist. Dabei könnten das richtige Wissen und entsprechende Therapien bei vielen Betroffenen zu gravierenden Verbesserungen der Lebensqualität führen.

Nicht jeder, der die Veranlagung für die Entstehung einer Pyrrolurie in sich trägt, muss zwangsläufig Symptome entwickeln. Viele leben jahrelang ohne auffallende Beeinträchtigungen, und zwar so lange, bis ein auslösendes Ereignis auftritt. Zumeist ist dies übermäßiger Stress, sei es durch äußere Umstände oder einen Infekt.

Solange die Lebensumstände ohne große Stressoren verlaufen, kann der Körper die Störungen des Hämoglobin-Stoffwechsels weitestgehend abfedern, sodass die Pyrrolurie gar nicht spürbar in Erscheinung tritt.

Doch wird der Zenit überschritten und der Körper mit zu viel Stress überfrachtet, dann treten sie auf, die sehr typischen Symptome, die für eine Pyrrolurie stehen. Entsprechende labortechnische Untersuchungen anhand spezifischer Urinproben sind für erfahrene Therapeuten dann nur noch eine Bestätigung dessen, was ihnen schon zuvor im Patientengespräch sonnenklar erschien.

Neben dem Aufmerksamkeitsdefizitsyndrom (ADHS) sind dies unter anderem Erschöpfung, Hauterkrankungen, Magen- und Darmprobleme, Nahrungsmittelintoleranzen und Symptome des zentralen peripheren oder vegetativen Nervensystems einschließlich Depressionen.

Bei einer Pyrrolurie liegt ein chronischer B6 und Zinkmangel zugrunde, der durch die Nahrung nicht kompensiert werden kann. Über den Urin werden sogenannte Pyrrole ausgeschieden, infolgedessen dem Körper Zink und Vitamin B6 in großen Mengen entzogen werden, woraus ein chronischer Mangel dieser wichtigen Nährstoffe entsteht. Und je länger dieser Zustand andauert, umso gravierender entwickeln sich im Laufe der Zeit entsprechende Störungen im Stoffwechsel. Das ist nachvollziehbar, wenn man weiß, dass diese wichtigen Nährstoffe lebensnotwendige Co-Faktoren für über 200 Enzyme sind.

Viele auftretende Symptome lassen sich direkt auf diesen Vitalstoffmangel zurückführen, denn Funktionen, die von Vitamin B6 und Zink abhängig sind, können nur unzureichend im Organismus ablaufen. Hinzu kommt, dass aufgrund dieser gestörten Hämsynthese Pyrrole und Porphyrine in den Organen angereichert werden. Dies wiederum kann zu toxischen Effekten führen, die sich durch die oben aufgeführten Symptome bemerkbar machen.

Pyrrolurie führt zu einer unzureichenden genetisch verursachten Entgiftungsschwäche. Umweltmediziner gehen davon aus, dass etwa 90 % der Umweltpatienten diese Stoffwechselstörung aufweisen und dies die Grundlage für die Entstehung der Umwelterkrankungen sein kann.

Bestärkt wird diese Annahme dadurch, dass bei Personen mit Pyrrolurie ein Defekt des wichtigen Entgiftungsenzyms P450 besteht. Hierdurch sind die betroffenen Patienten nicht in der Lage, die im Körper aufgenommenen Schadstoffe aus eigener Kraft wieder auszuscheiden. Kommt dann noch eine übermäßige Schadstoffbelastung hinzu wie etwa Quecksilber aus Amalgamfüllungen oder Blei aus Wasserrohren, dann fällt das Kartenhaus schnell in sich zusammen, und es ist nicht die Frage **ob,** sondern **wann** es zum finalen körperlichen Zusammenbruch kommen wird.
Interessanterweise zeigt sich bei vielen Pyrrolikern aufgrund des gestörten Stoffwechsels auch ein Leaky Gut Syndrom. Grundlage ist hier die unzureichende Entgiftungskapazität, so dass sich im Körper schneller Schwermetalle und andere Toxine anreichern als bei Nicht-Pyrrolikern. Diese führen wiederum zu einer gestörten Darmflora, die bei einer Schwermetallbelastung in der Regel mit dem Candida-Hefepilz einhergehen. Und genau damit ist die Basis für den durchlässigen Darm geschaffen.

Da die Pyrrolurie zu den eher unbekannten Themen in den klassischen Medizinerkreisen zählt, wird sie meistens erst im Erwachsenenalter diagnostiziert. Dabei gilt bei dieser Störung: Je frühzeitiger sie festgestellt wird, desto besser sind die Erfolgsaussichten auf Symptomverbesserungen.

Die Basistherapie der Pyrrolurie besteht aus der in der Regel lebenslangen Einnahme von hochdosiertem B6 und Zink. Zusätzlich ist bei vielen Patienten auch eine regelmäßige Zufuhr von Mangan und Probiotika zu empfehlen. Liegt eine Belastung mit Schadstoffen vor, sind natürlich noch andere, viel weitreichendere Maßnahmen erforderlich.

Umweltbedingte Erkrankungen und Leaky Gut

Krankheiten, die durch Umweltgifte entstehen, nehmen seit 25 Jahren immer größere Ausmaße an. Und dennoch wird seitens vieler Politiker, Mediziner und Juristen die Thematik am liebsten noch immer bagatellisiert oder psychiatrisiert. Folgen dieser vermeintlichen Unkenntnis sind falsche Diagnosen mit unpassenden Therapien und chronisch erkrankten Menschen.

Die Vielzahl der umweltbedingten Symptome macht die Diagnose nicht gerade leicht, doch hat sich hier im Laufe der vergangenen Jahre einiges zum Positiven entwickelt. Denn immer mehr Ärzte und Heilpraktiker werden in ihren Praxen mit umweltbedingten Krankheitsbildern konfrontiert und haben sich quasi zwangsläufig näher mit diesem komplexen Thema auseinandergesetzt.

So gibt es immer mehr entsprechend erfahrene Mediziner, die bei ihren Patienten den Aspekt einer möglichen Schadstoffbelastung berücksichtigen. Eine zuverlässige Diagnose ist allerdings nicht einfach, denn schon ein einziger Giftstoff hat das Potential, über 100 verschiedene Symptome auszulösen. Dass dies im Praxisalltag schnell zu Irritationen führen kann, ist nachvollziehbar.

Zu den mittlerweile bekanntesten Umwelterkrankungen gehören MCS (Multiple Chemische Sensibilität), CFS (Chronisches Müdigkeitssyndrom) und Fibromyalgie. Bei diesen Personengruppen ist die chronische Müdigkeit als auffallend oft auftretendes und gemeinsames Leitsymptom anzutreffen.

Doch was macht eine umweltbedingte Erkrankung aus? Und warum erkrankt nicht jeder Mensch gleichermaßen und derart schwerwiegend?

Bei umwelterkrankten Personen ist der Körper nicht in der Lage, die durch Nahrungsmittel, Luft, Autoabgase, Wohngifte etc. aufgenommenen Schadstoffe zu neutralisieren und auszuscheiden. Sehr häufig ist dies darauf zurückzuführen, dass eine eingeschränkte Funktion der Entgiftungsenzyme der ersten oder zweiten Detoxphase vorliegt. Diese Entgiftungsstörung wird häufig als genetisch bedingt gesehen und kann durch spezielle Diagnostikverfahren nachgewiesen werden.

Als Folge der Entgiftungsschwäche verbleiben die Schadstoffe im Körper und lagern sich im Binde- und Fettgewebe, in der Leber, den Nieren und im Nervensystem ab. Hier zeigt sich auch ein sehr enger Zusammenhang zwischen dem durchlässigen Darm und der Giftstoffexposition.

Die Multiple Chemische Sensibilität (MCS) ist eine schwere organische Erkrankung mit der Folge einer erheblichen Leistungsminderung. Sie gilt lt. dem Robert Koch Institut als eine Krankheit, bei der die Lebensqualität noch schlechter einzustufen ist als bei Krebserkrankungen.

Die vielfältig auftretenden chronischen Symptome werden durch Umwelteinflüsse ausgelöst. Dabei treten die Beschwerden als organisch bedingte Überempfindlichkeit gegenüber Umweltsubstanzen auf, die der Körper vor Beginn der Erkrankung vertragen hat.

Die auftretenden Symptome sind durch keine bekannte körperliche oder psychische Störung erklärbar, sondern werden laut Umweltmedizinern eindeutig durch Umweltgifte ausgelöst wie insbesondere Quecksilber, Palladium, Chrom, Nickel, Zinn, Blei, Cadmium, Pestizide, Herbizide, Wohngifte, Holzschutzmittel, Teppichkleber, Baumaterialien und Schimmelpilze. Im Umgang mit Chemikalien tritt MCS gehäuft auf.

Durch vielfältige Symptome wird die Lebensqualität der Betroffenen sehr stark beeinträchtigt. Denn oft führen bereits alltägliche Belastungen mit unverträglichen Stoffen zu schwerwiegenden Symptomen. Bereits das Parfüm oder Rasierwasser einer gegenüberstehenden Person kann Atemnot, Depressionen, Panikattacken oder andere Beschwerden auslösen. Gleiches passiert auch bei Desinfektionsmitteln in Arztpraxen und öffentlichen Gebäuden, bei Abgasen, beim Verzehr schadstoffbelasteter Lebensmittel, bei Schimmelpilzen in der Luft und vielem mehr.

Für gesunde Menschen stellen diese Belastungen kein Problem dar, aber für MCS-Patienten bedeuten sie oft eine dramatische Einschränkung ihrer Lebensqualität und soziale Isolation.

Besonders häufig sind bei entgiftungsschwachen Patienten Quecksilberablagerungen festzustellen, die meistens in Zusammenhang mit Amalgamfüllungen stehen. Aber auch Schwermetalle wie Palladium (aus Zahnersatz, Autoabgasen), Blei (aus Gemüse, Trinkwasser), Cadmium (aus Nüssen und Zigaretten), Nickel und diverse andere Giftstoffe sind bei

Menschen anzutreffen, die nur unzureichend mit Entgiftungsenzymen ausgestattet sind.
Viele Betroffene leiden unter kombinierten Schadstoffeinflüssen, die sich gegenseitig potenzieren. So sind Kombinationen aus mehreren Metallen (z. B. Quecksilber und Palladium und Blei) keine Seltenheit.

Schwermetallbelastungen treten oft in Kombination mit chronischen Infekten auf wie Herpesviren, Borrelien und Epstein-Barr-Viren. Als Folge entsteht eine erhöhte Produktion von freien Radikalen und Redoxverschiebungen. Die Schwermetalle führen zu einer extremen Schwächung des Immunsystems und einer gravierenden Störung der Darmflora, die dann meistens mit einer Candidabesiedelung einhergeht. Dieser Hefepilz ist ein Schutzmechanismus des Organismus, um sich vor anderen Schwermetallschädigungen zu schützen.

Und genau an diesem Punkt schließt sich quasi der Kreis, denn durch die schadstoffinduzierte Belastung des Darms, die zu einer gestörten Darmflora und Darmschleimhaut führt, ist die Basis für das Leaky Gut gelegt.

Die amerikanische Ärztin Jean Munroe hat schon vor Jahren in ihrer Praxis festgestellt, dass 70 Prozent ihrer Patienten mit einer Multiplen Chemischen Sensibilität einen durchlässigen Darm aufweisen.

In den USA ist Multiple Chemische Sensibilität schon in den 1980-er Jahren umfassend erforscht worden. Mehrfach wurden dort universitäre Studien durchgeführt, unter anderem auch die so genannte Golfkriegs-Veteranen-Studie. Denn es ist bekannt, dass gerade während des Golfkriegs zahlreiche Soldaten an Multipler Chemischer Sensibilität erkrankten.

In Deutschland werden die Erfahrungen und Erkenntnisse, die auf amerikanischer Seite vorliegen, nicht berücksichtigt. Dies führt zu einer erschwerten Akzeptanz und fehlenden adäquaten Therapien dieser Erkrankung.

Neben den bereits erwähnten Umwelterkrankungen Fibromyalgie, Multiple Chemische Sensibilität und Chronische Müdigkeit wird von Umweltmedizinern häufig auch bei anderen Erkrankungen ein Einfluss durch Giftstoffe gesehen.

So gibt es viele dokumentierte Fälle, bei denen durch eine Entgiftung des Körpers eine deutliche gesundheitliche Besserung erzielt werden konnte.

Um nur die wichtigsten zu nennen: Multiple Sklerose, Rheuma, Migräne, Reizdarm, Endometriose, Morbus Crohn, Colitis Ulcerosa, Trigeminusneuralgie und Depressionen.

Schon diese kurze Liste lässt erahnen, dass Schwermetalle und andere Giftstoffe bei vielen weit verbreiteten Zivilisationserkrankungen einen wesentlichen Einfluss haben. Erfahrungen von Betroffenen und Umweltmedizinern sprechen hier jedenfalls eine deutliche Sprache.

Die Therapie von Umwelterkrankungen besteht hauptsächlich aus der Vermeidung, Entfernung und Ausleitung der schädigenden Substanzen.

Werden die Patienten erfolgreich entgiftet, die Gefahrenquellen konsequent gemieden und wird eine Darmsanierung erfolgreich durchgeführt, kommt es häufig zu spürbaren gesundheitlichen Verbesserungen. Wenngleich diese natürlich immer in Verbindung mit der Schwere und Dauer der Erkrankung zu sehen sind.

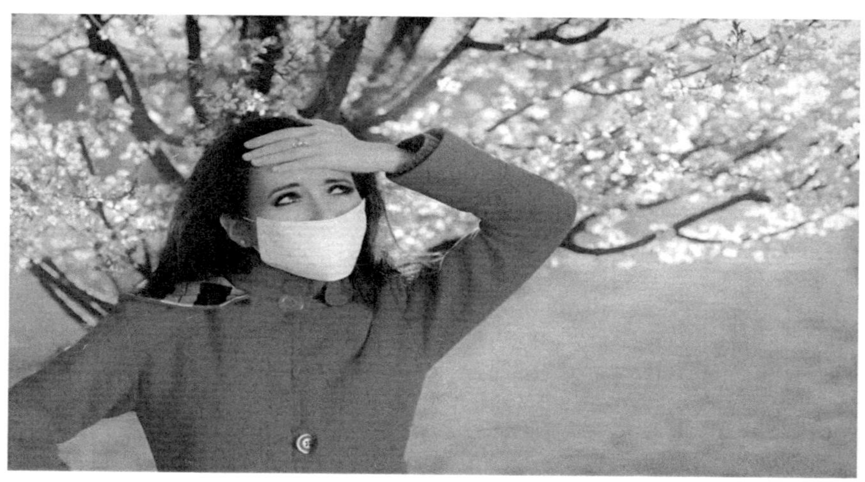

Nebennierenschwäche

Die Nebennierenschwäche ist eine Unterfunktion der Nebennieren, die zu einer Vielzahl von Beschwerden und Erkrankungen führen kann. Das Thema rückt seit jüngster Zeit bei unterschiedlichen Krankheitsbildern in den Fokus des Interesses, zunehmend betrifft dies auch den Zusammenhang mit einem Leaky Gut. Das gilt besonders dann, wenn die Behandlung der durchlässigen Darmschleimhaut mit gängigen Leaky Gut-Präparaten nicht den erhofften Erfolg erbracht hat.

Eine Nebennierenschwäche wird häufig mit einer primären Nebenniereninsuffizienz (Morbus Addison) verwechselt. Hierbei handelt es sich um eine Autoimmunerkrankung, die zur Zerstörung der Nebennierenfunktion führt. Vielen Medizinern ist nur diese Variante der Nebennierenerkrankung vertraut, nicht jedoch die Nebennierenschwäche.

Die Entstehung von geschwächten Nebennieren ist meistens einer zu großen Stressbelastung geschuldet, ganz unabhängig davon, ob der Stress körperlicher, emotionaler oder krankheitsbedingter Natur ist. Also egal, ob der Stress durch körperliche Überanstrengungen, Beziehungsprobleme, Schlafstörungen, Schadstoffe, den Verlust eines geliebten Menschen oder Erkrankungen ausgelöst wird – jeder einzelne dieser Auslöser kann zu einer Schwächung der Nebennieren führen.

Die Nebennieren sind ungefähr so groß wie eine Weinbeere und rechts und links über den Nieren angesiedelt. Mit diesen stehen sie jedoch nicht in einer funktionellen Verbindung. Sie werden unterteilt in die Nebennierenrinde und das Nebennierenmark und übernehmen vielfältige Aufgaben im Organismus. So sind sie unter anderem für die Regulation des Wasser- und Salzhaushaltes mitverantwortlich.

Besonders wichtig ist jedoch ihre Hormonproduktion, denn als Hormondrüsen produzieren sie die unverzichtbaren Hormone Cortison (Glukokortikoid), Aldosteron (Mineralkortikoid), einige Sexualhormone, DHEA, Dopamin, Adrenalin und dessen Gegenspieler Noradrenalin. Als Ausgangsprodukt zur Herstellung all dieser Hormone wird stets Cholesterol genutzt.

Wenn ein zu hoher Stresspegel über einen zu langen Zeitraum hinweg besteht, dann sind die Nebennieren nicht mehr in der Lage, die jeweiligen Hormone in ausreichender Menge zu produzieren.

Hiervon ist in besonderem Maße das Cortisol betroffen, was insofern fatal ist, weil es viele einzigartige Aufgaben innehat, die kein anderes Hormon übernehmen kann. Es ist für den Körper lebensnotwendig, so dass ein Mangel zu gravierenden körperlichen Problemen führt.

Um einen Mangel der Nebennierenhormone festzustellen, erweisen sich gängige Untersuchungsverfahren als wenig hilfreich, es sei denn, die Werte sind extrem auffällig. Dies jedoch kommt nur äußerst selten vor. Wesentlich verbreiteter ist die sogenannte subklinische Unterfunktion der Nebennieren, die offensichtlich auch zu sehr beeinträchtigenden gesundheitlichen Problemen führen kann, allen voran ist dies eine stark ausgeprägte körperliche Erschöpfung, aber auch Infektanfälligkeit und Schlaflosigkeit sind typische Anzeichen.

Ein besonderes Problem stellen subklinisch verlaufende Infektionen dar, die aufgrund fehlender eindeutiger Symptome häufig unentdeckt bleiben. Zu derartigen Infektionen gehören Helicobacter Pylori sowie verschiedene Bakterien und Parasiten.

Cortisol – das Stresshormon

Bekanntermaßen ist Cortisol eines der wichtigsten Hormone, welches der Körper benötigt, um mit Stress umgehen zu können. Dies zeigt sich allein schon daran, dass in stressigen Situationen der Cortisolspiegel um bis zu 10-fach erhöht ist.

Darüber hinaus ist Cortisol unter anderem an der Energiebereitstellung, der Regulation des Salz- und Wasserhaushaltes der Niere, sowie des Blutzuckers beteiligt. Es wirkt zudem entzündungshemmend und antiallergisch.

Eine nicht vorhandene Stressresistenz kann bereits ein deutlicher Hinweis auf eine Schwächung der Nebennieren sein. Denn bei einem niedrigen Cortisol-Grundpegel ist es den Betroffenen nicht möglich, ausreichend Cortisol zu mobilisieren, um mit Stresssituationen umgehen zu können. Je mehr Stress vorhanden ist, desto niedriger wird der Cortisol-Grundpegel, und desto mehr sind diese Menschen gefährdet, durch den Stress letztendlich krank zu werden.

Cortisol wird über den Tag verteilt phasenweise ins Blut abgegeben. Die höchsten Werte liegen morgens zwischen 6 und 8 Uhr, der tiefste Wert wird nachts um 24 Uhr erreicht.

Cortisol und der Blutzucker

Was vielfach nicht bedacht wird, ist der Einfluss des Cortisols auf den Blutzuckerspiegel. Störungen der Nebennieren können nämlich spürbare Auswirkungen auf den Blutzuckerspiegel haben.

Besteht beispielsweise ein erhöhter Energiebedarf des Körpers, dann sorgt das Cortisol dafür, den Blutzuckerspiegel anzuheben. Dies ist immer dann der Fall, wenn eine zuckerreiche Mahlzeit, Kaffee oder Alkohol verzehrt werden. In all diesen Situationen kommt es zu einem rasant ansteigenden Blutzuckerspiegel.

Doch genauso schnell wie er in die Höhe schnellt, fällt er auch wieder ab, was sich durch plötzlich auftretende Müdigkeit nach dem Essen bemerkbar macht. In diesem Moment sind die Nebennieren stark gefordert, denn es wird eine große Menge Cortisol benötigt, um dem Absinken des Blutzuckerspiegels entgegenzuwirken. Dies gelingt, indem Cortisol körpereigene Proteine abbaut und diese in die benötigte Glukose umwandelt.

Je mehr die Nebennieren jedoch gefordert werden und im Laufe der Zeit erschöpfen, umso mehr nehmen die Entgleisungen des Blutzuckers zu. Diese Blutzuckerschwankungen sind es schließlich auch, die als Warnsignale gelten und Betroffene veranlassen können, einen Arzt aufzusuchen. Hier ist es allerdings wichtig, den Zusammenhang mit den Nebennieren zu erkennen und die Blutzuckerschwankungen nicht fälschlicherweise in Verbindung mit Diabetes zu bringen.

Cortisolmangel

Ein Mangel an Cortisol (Hypocortisolismus) kann zu unterschiedlichen, aber sehr deutlichen gesundheitlichen Beeinträchtigungen führen. Als Leitsymptom gilt eine starke körperliche Erschöpfung, die durch ausreichende Ruhephasen nicht behoben werden kann.

Hinzukommen oftmals Störungen des Immunsystems, eine herabgesetzte Stresstoleranzgrenze sowie eine erhöhte Schmerzempfindlichkeit.

Doch damit nicht genug, denn kommt zum Cortisolmangel ein Progesteronmangel hinzu, treten weitere Symptome auf. Frauen in den Wechseljahren sind hiervon nicht selten betroffen, sodass sich hier „typische Wechseljahresbeschwerden" als Cortisolmangel entpuppen können. In jüngeren Jahren zeigt sich dieser Mangel häufig durch Menstruationsprobleme und das Prämenstruelle Syndrom (PMS). Auch die Entstehung von Autoimmunerkrankungen wie z. B. Hashimoto, Alopecia oder die Weißfleckenkrankheit soll durch einen Cortisolmangel begünstigt werden.

Je länger eine stressige Phase andauert, umso mehr Cortisol benötigt der Körper, was in eine Erschöpfung der Nebennieren mündet, wenn nicht rechtzeitig gegengesteuert wird. Da für die Cortisolproduktion auch dessen Vorstufen Progesteron und Pregnenolon benötigt werden, fehlen diese dann an anderer Stelle im Körper.

Ob der Körper über eine ausreichende Cortisolproduktion verfügt, kann über verschiedene Diagnoseverfahren durch Blut-, Urin- und Speichelproben festgestellt werden. Mit sogenannten hometests, die bequem Zuhause durchgeführt werden können, kann durch mehrmalige Speichelproben ein Tagesprofil erstellt werden. Hierfür wird zu bestimmten Uhrzeiten Speichel in einem kleinen Probenröhrchen gesammelt.

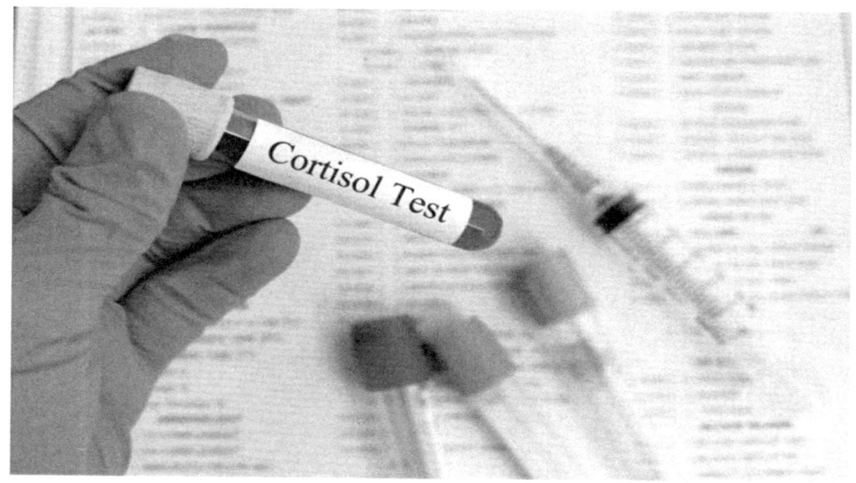

Nebennierenschwäche und Leaky Gut

Eine Nebennierenschwäche ist von immens großer Bedeutung für das gesamte Wohlbefinden und kann auch in Zusammenhang mit einem Leaky Gut stehen. Vorrangig geschieht dies aufgrund einer schwachen Verdauung, die häufig bei Personen mit einer Nebennierenschwäche besteht und hier oftmals auf einen Magensäuremangel zurückzuführen ist.

Auch der Einfluss der Nebennieren auf den Blutzucker und die damit verbundene Hormonproduktion ist bei einem Leaky Gut von Bedeutung. Je unausgeglichener der Blutzuckerhaushalt ist, umso mehr kommt es zur Überproduktion von Cortisol. Stresshormone sind allerdings dafür bekannt, dass die Eigenschaft des Körpers, sich selbst zu heilen, deutlich gemindert wird. Außerdem wirken sie sich ungünstig auf das Immunsystem aus.

Cortisol übernimmt in stressigen Situationen wichtige Aufgaben, indem es für eine Stimulierung des Immunsystems sorgt. Hält die Stressphase jedoch länger an, desto unwirksamer werden die Immunzellen, was zwangsläufig eine Schwächung der körperlichen Abwehr nach sich zieht. Unerwünschte Eindringlinge haben dann leichtes Spiel. Hinzukommt, dass sich Abwehrzellen nicht nur gegen derartige Eindringlinge richten, sondern auch eigene Körperzellen angreifen können, was Autoimmunerkrankungen zur Folge haben kann.

Ist die körperliche Abwehr geschwächt, stoßen auch die gefürchteten Hefepilze im Darm auf einen viel zu geringen Widerstand. Demzufolge können sich diese ungehindert ausbreiten und die Entstehung oder Aufrechterhaltung vom Leaky Gut begünstigen. Eine therapieresistente oder chronische Candida-Besiedlung kann demnach auch mit einer Nebennierenschwäche in Verbindung stehen. Somit besteht eine gute Chance, sich von den lästigen Hefepilzen zu befreien, wenn eine bestehende Nebennierenschwäche erfolgreich behandelt wird.

Symptome einer Nebennierenschwäche im Überblick

- Stark ausgeprägte körperliche Erschöpfung, die nicht durch Ruhephasen beseitigt werden kann
- deutlich reduzierte Stressresistenz
- häufige Unterzuckerungen, obwohl kein Diabetes vorliegt
- morgendliche lange „Anlaufphase"
- man benötigt Kaffee, um „in die Gänge zu kommen"
- häufiges Wasserlassen
- niedriger oder stark wechselnder Blutdruck
- Schwindel bei plötzlichem Aufstehen
- Rückgang der Symptome bei nachlassendem Stress
- Gewichtszunahme besonders an der Taille
- Schwierigkeiten abzunehmen
- Menstruationsstörungen und Prämenstruelles Syndrom (PMS)
- Energielöcher morgens und nachmittags
- Abends lebendiger als tagsüber
- diverse Lebensmittelunverträglichkeiten
- unerklärliche Schmerzen im oberen Rücken- und Nackenbereich
- Salzhunger bis hin zur Sucht nach salzhaltigen Lebensmitteln
- Verdauungsstörungen mit abwechselndem Durchfall und Verstopfungen

Die 4 Stadien der Nebennierenschwäche

1. In dieser Phase ist der Cortisolspiegel hoch und der DHEA-Spiegel niedrig. Es ist noch genügend Energie vorhanden, um mit Stresssituationen umgehen zu können. Körperliche Beeinträchtigungen gibt es kaum.

2. Der Cortisolspiegel ist erniedrigt, und schnelle Ermüdung und Überforderung mit stressigen Situationen zeigen sich.

3. Cortisol- und DHEA-Spiegel sind im 3. Stadium deutlich reduziert. Körperliche Symptome sind nicht mehr zu übersehen wie beispielsweise fehlender erholsamer Schlaf, Kopfschmerzen, eine eingeschränkte Immunität und Hormonstörungen. All dies gesellt sich zu der immer stärker werdenden Erschöpfung.

4. Im 4. Stadium ist die Erschöpfung extrem ausgeprägt, die Bewältigung des Alltags wird immer schwieriger, und das Risiko eines Herzinfarktes ist deutlich erhöht.

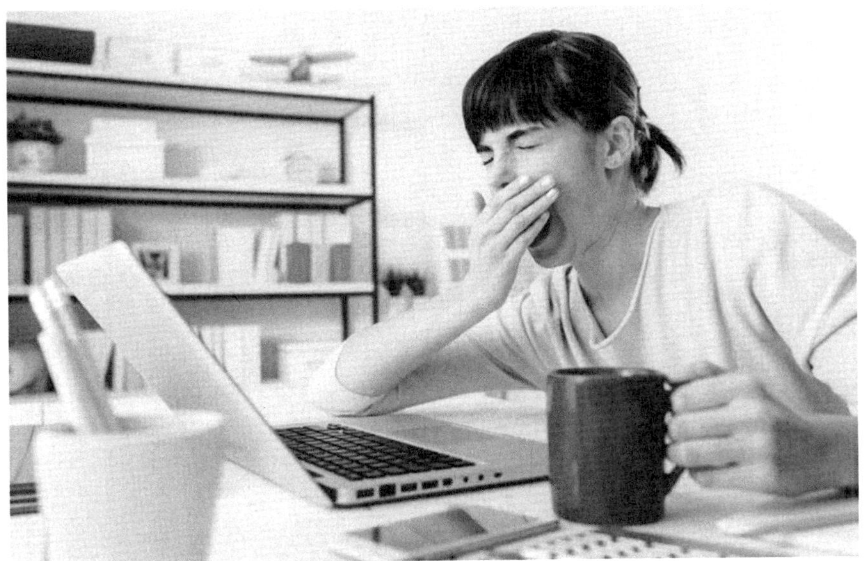

Präparate zur Unterstützung der Nebennieren:

- Vitamin C wird für die Glucocorticoid-Synthese benötigt. Die tägliche Dosis ist individuell, sollte jedoch bei mindestens 500 mg liegen und kann bei einigen Personen mehrere Gramm betragen.

- Vitamin B5 erhöht die Corticosteroidproduktion und ist somit neben Vitamin C das wichtigste Vitamin bei einer Nebennierenschwäche. Empfehlenswert ist ein Vitamin B-Komplex mit allen Mitgliedern der Vitamin B-Familie.

- Ginseng ist in der Lage, eine zu niedrige oder zu hohe Cortisolwirkung auszugleichen.

- Phytocortal® ist ein homöopathisches Komplexmittel, welches die hormonellen Regelkreise schonend ins Gleichgewicht bringen kann. Phytocortal enthält Bellis perennis (Gänseblümchen), Chelidonium majus (Schöllkraut) und Dioscroea villosa (Yamswurzel).

- Aminosäuren-Komplex

- Betain-HCL-Kapseln bei einem Magensäuremangel

- Verdauungsenzyme und Bitterstoffe zur Unterstützung der schwachen Verdauung

- Zink

- Magnesium

- Selen

- Glandula Suprarenales (homöopathisches Präparat)

Auch wenn viele Präparate zur Behandlung der Nebennierenschwäche rezeptfrei in der Apotheke und in Onlineshops erhältlich sind, sollte eine Behandlung nie in Eigenregie erfolgen, sondern durch einen erfahrenen Therapeuten.

Maßnahmen zur Unterstützung der Nebennieren:

- Tägliches Trinken von bis 1 TL Salz (Himalaya- oder Meersalz) in Wasser aufgelöst, denn eine ausreichende Versorgung mit Salz ist für die Nebennieren unverzichtbar.

- Eine der wichtigsten Voraussetzungen zur Regeneration der Nebennieren ist ein möglichst ausgeglichener Blutzuckerspiegel. Somit ist die Vermeidung von Maßnahmen, die sich ungünstig auf den Blutzuckerspiegel auswirken, zu empfehlen.

- Vermeidung von Lebensmitteln mit einem hohen glykämischen Index wie Zucker, Weißmehl, parboiled Reis, Alkohol und fructosereichen Obstsorten wie Bananen, Melonen und Weintrauben.

- Reduzierung von Kaffee und anderen koffeinhaltigen Getränken

- Bevorzugung von proteinreichen Lebensmitteln für einen ausgeglichenen Blutzuckerspiegel

- Verzehr von Obst auf fructosearme Sorten beschränken wie z. B. saure Äpfel, Grapefruit, Papaya und Heidelbeeren

- regelmäßige Mahlzeiten alle 2 bis 3 Stunden, um den Blutzuckerspiegel möglichst konstant zu halten

- **kein** Verzicht auf das Frühstück, um den während der Nacht durch mehrstündigen Essensverzicht herabgesetzten Blutzuckerspiegel wieder anzuheben

- Stressvermeidung an allen Fronten

- Regelmäßige Ruhepausen zur Regeneration

- Ausreichender und erholsamer Schlaf ist eine der wichtigsten Maßnahmen überhaupt! Nach Möglichkeit spätestens um 22 Uhr zu Bett gehen und bis morgens 8.30 Uhr durchschlafen.

- Regelmäßige moderate körperliche Bewegung ist für die Nebennieren unverzichtbar. Übermäßige körperliche Betätigung sollte hingegen vermieden werden.

Diagnose – wie wird ein Leaky Gut festgestellt?

Leaky Gut entwickelt sich meist unbemerkt und schleichend, was es nicht immer leicht macht, einen Verdacht auf eine durchlässige Darmschleimhaut zu lenken. Da eine Beeinträchtigung der Darmschleimhaut zu diversen Krankheitsbildern führen kann, oder diese zumindest begünstigt, sind es dann in der Regel diese Krankheitserscheinungen, die als erstes diagnostiziert werden. Dazu gehören insbesondere Nahrungsmittelallergien, entzündliche Darmerkrankungen, Zöliakie, Abdominalerkrankungen, Fettleber, Diabetes mellitus (insulinabhängig), Multiple Sklerose, Asthma, chronische Müdigkeit, Burn Out und Hauterkrankungen.

Liegen solche Erkrankungen vor, kommen verschiedene Diagnostikverfahren in Betracht, um die Durchlässigkeit der Darmbarriere zu überprüfen. Schulmedizinische Verfahren existieren bisweilen nicht. Mit bloßem Auge oder durch eine Darmspiegelung lässt sich eine durchlässige Darmschleimhaut nicht erkennen. Gerade dies ist eine Frage, die bei interessierten Patienten häufig aufkommt.

Zwar ist es unter einem Mikroskop möglich, eine defekte Darmschleimhaut festzustellen, aber diese Methode wird zur Diagnostik vom Leaky Gut Syndrom nicht herangezogen. Stattdessen sind es zumeist Stuhlprobenuntersuchungen und Blutuntersuchungen, die zur Leaky Gut-Diagnose zum Einsatz kommen.

Zonulinbestimmung – die neuere Art der Leaky Gut-Diagnose

Um eine durchlässige Darmschleimhaut sicher zu diagnostizieren, hat sich in jüngster Zeit die Bestimmung des Zonulinwertes in der Praxis bewährt und gilt bei Experten inzwischen als die zu favorisierende Diagnosemethode. Darüber hinaus lässt die Überwachung des Zonulinwertes eine zuverlässige Kontrolle des Therapieverlaufs zu.

Zonulin ist ein regulierendes Protein, welches die Durchlässigkeit des Schleimhautepithels von Organen erhöht. Auch die Darmschleimhaut wird durch Zonulin reguliert. Die Darmschleimhaut-Schleusen (Tight Junctions) werden durch Zonulin gesteuert, damit sich diese öffnen und bestimmte Stoffe passieren können. Zonulin ist also vergleichbar mit einem Schlüssel, der die Schleusen aufschließen kann.

Liegt eine durchlässige Darmschleimhaut vor, zeigt sich eine erhöhte Zonulinkonzentration. Je höher die Konzentration, umso größer ist die Durchlässigkeit der Darmschleimhaut.

Zuviel Zonulin macht die Darmbarriere durchlässig

Die Darmbarriere wird durch Darmzellen gebildet. Zwischen diesen Zellen bleibt aufgrund der Zellform immer ein kleiner Spalt Freiraum. Dieser muss aber abgedichtet werden, damit zunächst erst einmal gar nichts aus dem Darm in die Blutbahn gelangt. Dafür verantwortlich sind die Tight Junctions, die sich als Protein-Verdickungen wie Abdichtmasse um die Darmzellen legen.

Nur Zonulin ist in der Lage, diese Abdichtung zu öffnen, um lebenswichtige Nährstoffe passieren zu lassen. Somit verfügt Zonulin über die zentrale Aufgabe, die Darmschleimhautdurchlässigkeit zu steuern.

Ist die Zonulinkonzentration zu hoch, dann funktioniert die Abdichtung durch die Tight Junctions nicht mehr richtig und die Darmbarriere wird durchlässiger als gewollt. Damit haben dann auch andere Stoffe, die nichts in der Blutbahn verloren haben, leichteres Spiel.

Erhöhte Zonulinwerte können dementsprechend weitere gesundheitliche Probleme nach sich ziehen. Das Immunsystem reagiert auf nicht ordnungsgemäß verarbeitete Proteine mit einer Antikörperbildung, was dann zu Nahrungsmittelunverträglichkeiten, Entzündungen, Gewebeschädigungen und einem Mangel an Vitaminen und Mineralstoffen führen kann.

Durch das „Durcheinander“, das hier auch im Immunsystem entsteht, können sich Fehlreaktionen manifestieren, die im schlimmsten Fall die körpereigene Abwehr umprogrammieren, was sich dann in einer Autoimmunerkrankung zeigt.

Eine vermehrte Zonulin-Abgabe kann zum Beispiel durch glutenhaltiges Getreide, und hier insbesondere Weizen, hervorgerufen werden.
Dies ist möglich, weil Gluten das Protein Gliadin enthält, welches zu vermehrtem Zonulin führt.

Aber auch Bakterien, die durch eine zu dünne oder nicht intakte Mukusschicht mit den Epithelzellen des Darms in Berührung kommen, können einen Anstieg von Zonulin zur Folge haben.

Wie wird der Zonulinwert bestimmt?

Die Bestimmung erfolgt mittels Labordiagnostik. Dazu bieten sich sowohl ein Bluttest als auch ein Stuhltest an. Als grenzwertig werden Werte von über 48 ng/ml im Blutserum sowie über 78 ng/ml im Stuhl angesehen.

Stuhlprobe – IgA, ß-Defensin 2, Alpha-1-Antitrypsin, Candida

Eine Stuhldiagnostik gehört zu den wenigen Untersuchungsverfahren, die für den Patienten mit geringem Aufwand und ohne Schmerzen möglich sind, und das sogar Zuhause. Denn das, was im Fachlabor untersucht wird, wird beim Toilettengang „eingesammelt" und in einem speziellen Röhrchen verpackt, bevor dieses den Postweg an das jeweilige Labor antritt.

Es gibt in Deutschland einige Fachlabore, die sich auf die Untersuchung von Stuhlproben spezialisiert haben und die eine große Bandbreite an Parametern untersuchen können, die mit dem Darm zusammenhängen.

Sinn und Zweck einer Stuhldiagnostik, die bei Verdacht auf Leaky Gut in Betracht kommt, ist es, den Zustand der Darmflora anhand einer Stuhlprobe beurteilen zu können. Dabei werden die mikrobiellen Verhältnisse des Dickdarms untersucht, und zwar hinsichtlich des Gleichgewichts von schädlichen und nützlichen Darmbakterien. Auch das Vorhandensein von möglichen Darmparasiten, Keimen wie beispielsweise E. coli, Enterobactericeae und Enterococcus spezies, sowie der nützlichen Bakterien wie die Familien der Laktobazillus und Bifidobakterien sollte überprüft werden.

Meistens enthält eine derartige Untersuchung auch die Feststellung des pH-Wertes sowie eine mögliche Existenz von Candida-Hefepilzen.

Der ideale pH-Wert des Darmmilieus liegt zwischen 6 und 7. Ein zu alkalischer Wert im Darm ist nicht anzustreben, weil ein derartiges Milieu die Ansiedelung pathogener Keime und Candida-Hefepilze begünstigt. Außerdem gibt ein aus dem Rahmen fallender pH-Wert oft den ersten Hinweis auf eine Verschiebung der Darmflora. Sobald der Wert über 7 liegt, sind häufig vermehrte schädliche Mikroorganismen anzutreffen, die eine verstärkte Produktion von Metaboliten mit sich bringt. Hierzu gehören zum Beispiel die E. coli, Klebsiella und Clostridium.

Auf der anderen Seite fehlt bei einem alkalischen Darmmilieu die essentielle Säuerungsflora wie Bifidobacaterium sp., Enterococcus sp. und Lactobacillus sp..

Bei einer Dysbiose werden häufig auch Geotrichum sp. festgestellt, die auf entzündliche Prozesse der Darmschleimhaut hinweisen können. Liegt eine Schleimhautentzündung oder ein Leaky Gut vor, sind in der Stuhlprobe auch vermehrt Entzündungsmarker nachweisbar.

Bevorzugte labortechnische Parameter, um eine übermäßige Durchlässigkeit der Darmschleimhaut (Schleimhautpermeabilität) zu diagnostizieren, sind das sekretorische IgA und das ß-Defensin 2, sowie eine Erhöhung des Alpha-1-Antitrypsin-Spiegels. All diese Werte können anhand einer Stuhlprobenuntersuchung ermittelt werden.

Da auch die Funktion der verdauungsmitbestimmenden Organe Bauchspeicheldrüse, Leber und Galle eine wichtige Rolle beim Leaky Gut Syndrom spielt, ist es empfehlenswert, hierfür ebenfalls bestimmte Parameter untersuchen zu lassen. Hierbei geht es hauptsächlich um die Bestimmung der noch vorhandenen Verdauungsleistung der Organe, die dem Darm zuarbeiten.

Wenn eine Dysbakterie und ein durchlässiger Darm vorliegen, ist die Wahrscheinlichkeit sehr hoch, dass gleichzeitig auch Candida-Hefepilze vorhanden sind. So sind auch Ergebnisse, bei denen sich der Candidabefund im Toleranzbereich bewegt oder möglicherweise gar kein Candida nachgewiesen werden kann, in den Gesamtbefund mit einzubeziehen.

Dies ist auch im Hinblick darauf notwendig, dass Stuhlproben nicht immer zuverlässig aussagekräftig sind.

Da die Pilzzellen nicht permanent von der Darmschleimhaut gelöst werden und die Pilzbesiedelungen sich häufig in den vorderen Darmabschnitten befinden, enthalten die Stuhlproben nicht immer Candidanester, obwohl möglicherweise eine Candidabelastung vorliegt. Fällt das Stuhlprobenergebnis also negativ aus, so heißt es trotzdem nicht zwangsläufig, dass tatsächlich kein Candida vorliegt.

Stuhlprobe - Diagnose der Verdauungsleistung

In Einzelfällen ist es angebracht, zusätzlich die vorhandene Verdauungskraft zu überprüfen.

Häufig liegt bei einer durchlässigen Darmschleimhaut nämlich eine deutlich ausgeprägte Verdauungsschwäche vor. Diese ist meistens auf zu wenig Magensäure, eine Unterfunktion der Galle oder Bauchspeicheldrüse oder fehlende Enzyme zurückzuführen. Oftmals ist es auch eine Kombination aus mehreren Faktoren.

Die Folge einer geschwächten Verdauungskraft zeigt sich immer darin, dass die zugeführte Nahrung nur unzureichend verdaut den Darm erreicht. Dies führt nicht nur zu Beschwerden wie Blähungen und Koliken, sondern verschlechtert den ohnehin schon desolaten Zustand der Darmflora und Darmschleimhaut weiterhin.

Ob eine Verdauungsschwäche vorliegt, lässt sich durch bestimmte Untersuchungsverfahren anhand einer Stuhlprobe feststellen.

Um die Verdauungskraft zu stärken, sind Enzympräparate, Bitterstoffe und die Zufuhr von HCL (Betain) und erhöhter Salzkonsum zu empfehlen.

Lactulose-Mannitol-Test

Der in den USA als ältester bekannter Test zur Diagnose vom Leaky Gut ist der sogenannte Lactulose-Mannitol-Test. Trotz seiner einfachen Anwendung und zumeist zuverlässigen Aussagefähigkeit kommt er bei uns erst seit einigen Jahren vermehrt zum Einsatz.

In den USA wird er als PEG-Test (Polyethylen Glykol Test) bezeichnet und ist dort nach wie vor **der** Standardtest, um ein Leaky Gut zu diagnostizieren.

Der Test basiert auf der Messung von zwei nicht verstoffwechselbaren Zuckerarten (Lactulose = ein Disaccharid und Mannitol = ein Monosaccharid). Diese sind wasserlöslich und werden vom Blutkreislauf unterschiedlich aufgenommen. Personen mit einer gesunden Verdauung nehmen Mannitol sehr leicht auf, während Lactulose aufgrund seiner wesentlich größeren Moleküle kaum absorbiert werden kann.

Bei diesem Test wird dem Patienten eine Lösung verabreicht, die beide Zuckerarten enthält. Nach dem Trinken der Testlösung wird der Urin 6 Stunden lang gesammelt und danach untersucht. Sind die hierbei festgestellten Lactulose- und Mannitolwerte erhöht, ist das ein Hinweis auf eine durchlässige Darmschleimhaut. Der sich aus beiden Werten ergebene Quotient (L/M-Quotient) kann nicht nur das Vorhandensein vom Leaky Gut feststellen, sondern auch dessen Schweregrad. Bei Morbus-Crohn-Patienten kann dieser Quotient bis zu zehnfach vom Normbereich erhöht sein (Normbereich 0.01-0.03).

Liegt kein Leaky Gut vor, so enthält der Urin einen hohen Mannitolwert und einen niedrigen Lactulosewert. Sind hingegen beide Werte niedrig, ist dies auf eine schlechte Aufnahme von Nährstoffen zurückzuführen. Hohe Laktulosewerte und niedrige Mannitolwerte liegen meistens bei Personen mit Morbus Crohn, Zöliakie und Colitis Ulcerosa vor.

Diagnose Nahrungsmittelintoleranzen

Bei vielen Patienten steht eine durchlässige Darmschleimhaut in enger Verbindung mit Nahrungsmittelintoleranzen. Insofern ist unbedingt anzuraten, auch dieses Thema genau abzuklopfen und mögliche Unverträglichkeiten ausfindig zu machen. Denn ein Leaky Gut kann durch unverträgliche Lebensmittel ausgelöst oder begünstigt werden.

Dabei geht es nicht um die klassischen Lebensmittelallergien, wie sie von Hasel- und Erdnüssen, Kuhmilch, Eiern, Soja und Eiweiß bekannt sind, sondern vielmehr um Intoleranzen.

Im Einzelnen sind dies Gluten-, Histamin-, Laktose- und Fructoseintoleranzen, die mit einem anderen Mechanismus in Verbindung stehen als klassische Allergien. Während bei letzteren schon geringste Mengen Symptome auslösen können, ist es bei Intoleranzen immer eine persönlich tolerierbare Menge, die von Tag zu Tag variiert.

Um Intoleranzen ausfindig zu machen, können entsprechende Tests herangezogen werden, die in Form von Atem-, Stuhl- und/oder Bluttests erfolgen. Ergänzend oder auch stattdessen favorisieren einige Therapeuten eine sogenannte Auslassdiät, bei der durch das Weglassen verdächtiger Lebensmittel die symptomauslösenden nicht verträglichen Nahrungsmittel ausfindig gemacht werden.

Antibiotika als Ursache für Leaky Gut

Auffallend oft steht zu Beginn eines Leaky Gut eine Antibiotika-Einnahme.

Antibiotika sind in den letzten Jahren sehr in Verruf geraten, nicht ganz zu Unrecht, wenngleich man natürlich auch sagen muss, dass es berechtigte Situationen gibt, in denen es keine Alternativen hierzu gibt und Antibiotika sogar lebensrettend sein können.

Was jedoch im Allgemeinen sehr vernachlässigt wird, sind die potentiellen Gefahren, die von Antibiotika ausgehen können. Die Hauptgefahr besteht darin, dass diese nicht zwischen guten und schädlichen Darmbakterien unterscheiden. Daraus resultiert, dass sie wie ein Rasenmäher mehr oder weniger alles beseitigen, was sich ihnen in den Weg stellt. Somit zerstören sie leider auch die schützenden Bakterien wie insbesondere die Laktobazillen und Bifidobakterien, die für eine intakte Darmflora unbedingt benötigt werden.

Hieraus ergibt sich zwangsläufig, dass sich aufgrund der dann fehlenden nützlichen Bakterien die nicht erwünschten rasend schnell ausbreiten können, allen voran sind dies die inzwischen allseits gefürchteten Candida-Hefepilze. Sie sind bekanntermaßen eine häufige Folge von Antibiotikaeinnahmen.

Nach einer einmaligen Antibiotikagabe ist eine halbwegs intakte Darmflora oft noch einigermaßen in der Lage, sich zu regenerieren, wenngleich die Regenerationsphase sehr viel Zeit in Anspruch nimmt, wenn diese ohne Hilfe von außen stattfinden soll. Bei wiederholten Antibiotikaeinnahmen kann sich die Darmflora jedoch nicht mehr aus eigener Kraft heraus wieder aufbauen.

Wer also in der Vergangenheit Antibiotika eingenommen hat und seitdem verzweifelt versucht, die verlorengegangene Gesundheit wiederzufinden, kann hier die Ursache für sein Dilemma finden.

Vergleichbare Auswirkungen auf die Darmflora haben Chemotherapien und Cortisonpräparate. Gerade bei chemotherapierten Tumorpatienten kommt zu allem Unglück meistens noch eine hochgradige Pilzbelastung hinzu, die leider viel zu selten entsprechend therapiert wird.

Ein undichter Darm entwickelt sich auch dann, wenn die Darmschleimhaut gereizt und entzündet ist. Der Darm wird zunehmend durchlässiger, je länger dieser Zustand anhält. Dies geschieht häufig durch Nahrungsmittel, die nicht vertragen werden, weil eine Allergie oder Intoleranz auf bestimmte Lebensmittel besteht. Hat man beispielsweise eine Fruktoseintoleranz und isst aus Unwissenheit regelmäßig Obst, weil man sich ja eigentlich gesund ernähren möchte, entstehen durch die Gärungsprozesse im Darm Fuselalkohole und Gase, die zur Schädigung der Darmflora und Darmschleimhaut führen.

Weitere wichtige Informationen zu diesem Thema erhalten Sie in dem Kapitel „Nahrungsmittelintoleranzen".

Magensäuremangel als Ursache für Leaky Gut

Die Magensäure ist einer der wichtigsten Verdauungssäfte und daher auch relevant für die Entstehung des Leaky Gut. Das wird besonders klar, wenn wir genauer betrachten, wie die Verdauung abläuft. Die Nahrung wird durch gründliches Kauen über die Zähne zerkleinert und durch Speichel verdünnt, wobei es ja immer heißt: „Gut gekaut, ist halb verdaut", denn je mehr Vorarbeit geleistet wird, umso weniger anstrengend ist es für den Darm.

Die Magensäure ist Bestandteil des Magensaftes und chemisch vergleichbar mit Salzsäure, die einen pH-Wert zwischen 1 und 2,5 aufweisen kann. Ein veranschaulichendes Beispiel für die Kraft und die Aufgaben der Magen-säure wird immer wieder gerne mit einem Stück Fleisch, das in Salzsäure gelegt wird, herangezogen.

Das Fleisch zersetzt sich mit der Zeit und löst sich in seine einzelnen Bestandteile auf. Genauso funktioniert das mit der Magensäure, welche die Nahrung, die den Verdauungstrakt passieren soll, in ihre Bestandteile aufspaltet und die essentiellen Nähr- und Vitalstoffe herauszieht und dabei gleichzeitig als bedeutender Filter für alle überflüssigen, nicht verwertbaren Stoffe, Bakterien, Keime, Schadstoffe agiert, die durch sie abgetötet werden.

Der Nahrungsbrei durchläuft somit mit der Magensäure ein reinigendes und sterilisierendes Bad. Die Magensäure stellt also die Vorstufe zu einer guten Verdauung dar.

Allerdings braucht es ein ausgewogenes Maß, denn zu wenig, wie auch zu viel Magensäure, führt zu Verdauungsbeschwerden und Magenproblemen. Ein relativ gesunder Mensch im mittleren Alter produziert etwa 250 ml Magensäure pro Stunde. Durch verschiedene Umstände wird diese Menge heutzutage bei vielen Menschen jedoch nicht erreicht. Und mit zunehmendem Alter lässt die Produktion von Magensäure weiterhin merklich nach.

Eine gestörte und schlechte Verdauung aufgrund von Magensäuremangel ruft verschiedene Fehlfunktionen hervor und ist ein Nährboden für Bakterien und Keime, die eigentlich schon von Anfang an ausgeschaltet werden sollen. Ohne ausreichend Magensäure kann auch die Darmbarriere ihre Aufgabe nicht erfüllen, es entstehen leichter Infektionen und Entzündungen durch Krankheitserreger, die nicht gefiltert werden, unverdaute Nahrung führt zu Fäulnisgasen und ebenfalls zur Keimansiedelung.

Magensäuremangel und die Folgen

Bis aus der Nahrung die Stoffe herausgelöst und gefiltert sind, die der Körper wirklich braucht, leistet die Magensäure erst einmal Höchstarbeit. Gerade die Zersetzung von schwer verdaulichen Eiweißen, wie sie in Fleisch und Milchprodukten, Nüssen, Linsen und grünem Gemüse enthalten sind, erfordert die starke Magensäure in angemessener Menge.

Durch den Zersetzungsvorgang von Eiweiß spalten sich die wichtigen Proteine ab. Gleichzeitig wird das Enzym Pepsin gebildet, das sich nun den „freigelegten" Proteinen widmet und diese wiederum in die einzelnen für den Organismus bedeutenden Aminosäuren zerlegt. Bei zu geringer Magensäureproduktion ist einerseits die Zersetzung schwierig, und andererseits erfolgt keine Ausschüttung von Pepsin.

Eiweiße, die nicht ordnungsgemäß in Proteine aufgespaltet werden können, führen zu Gärung und Fäulnis, was die Ansiedelung von Bakterien und Keimen begünstigt und die Verdauung behindert. Durch die fehlende Aufspaltung von Proteinen werden dem Körper auch keine lebenswichtigen Aminosäuren zugeführt, was hier ebenfalls Mangelerscheinungen hervorruft. Dasselbe gilt für Vitamine und Mineralstoffe, darunter Magnesium, Zink, Kalzium, Vitamin B 12 oder Selen, die bei einem Magensäuremangel nicht oder nur schwierig aus der Nahrung selektiert werden können.

Magensäure ist weiterhin an der Zerlegung von Kohlenhydraten in Zucker beteiligt. Damit dies durch bestimmte Enzyme geschehen kann, muss der Speisebrei entsprechend sauer sein, ansonsten kann die Bauchspeicheldrüse diese Enzyme nicht ausschütten. Unverdaute Kohlenhydrate sind ein Nährboden für Bakterien, die sich dann im Dünndarm ausbreiten und das Leaky Gut Syndrom fördern.

Zusammenfassend beeinträchtigt ein Magensäuremangel die Verdauung insgesamt und kann zu verschiedenen Beschwerden führen, die vielfach auch den Magen-Darmbereich betreffen wie unter anderem Sodbrennen, Durchfall, Verstopfung, Blähungen und Übelkeit.

Interessanterweise sind die Symptome bei einem Magensäuremangel die gleichen wie bei zu viel Magensäure, was im Praxisalltag leider allzu oft zu Fehlinterpretationen führt. Wie schnell und ohne weitere Untersuchungen heranzuziehen, heutzutage Protonenhemmer verabreicht werden, sobald jemand unter Sodbrennen leidet, zeigt dieses Dilemma sehr deutlich.

Gründe für die reduzierte Magensäureproduktion

Die Liste der Ursachen, die einer verminderten Magensäureproduktion zugrunde liegen können, zeigt sich lang und vielseitig, oft sind auch Wechselwirkungen, welche die einzelnen Faktoren untereinander begünstigen, nicht ausgeschlossen.

Im Alter verringerte Magensäureproduktion

Mit fortschreitendem Alter lässt die Produktion von Magensäure nach, was allerdings ein natürlicher Prozess ist. Etwa 20 % der normalen Menge ist dann weniger vorhanden.

Medikamente gegen Sodbrennen und Übersäuerung

Gerne greift der zivilisierte Verbraucher zu frei verkäuflichen chemischen Mittelchen gegen Sodbrennen und saures Aufstoßen. Aber auch verschreibungspflichtige Medikamente, die eingesetzt werden, um andere Medikamente magenfreundlicher zu verdauen, sind im Zusammenhang mit einer verminderten Magensäureproduktion zu nennen.

Dazu gehören die so genannten Protonenpumpenhemmer, welche die Säurekonzentration im Magen vermindern, was sich allerdings negativ auf die Abtötung von Keimen und Bakterien auswirken kann.

Bei Übersäuerung kommen häufig sogenannte Basenpräparate zum Einsatz, die dazu gedacht sind, der Übersäuerung eines Körpers entgegenzuwirken. Wenn diese Mittel jedoch nicht aus Citraten bestehen, haben sie leider einen bedenklichen Nebeneffekt, weil sie die Magensäure neutralisieren mit all den bekannten Folgen.

Gerade dieser Aspekt wird im Allgemeinen zu wenig beachtet, sodass es aufgrund unpassender basenbildender Präparate bei vielen Patienten zu einer bedenklichen Beeinträchtigung der Verdauung kommt.

Magenkeime: Helicobacter pylori

Der Parasit Helicobacter pylori, der zu bakteriellen Infektionen und verschiedenen Magenerkrankungen (häufig: Magen- und Darmgeschwüre) führen kann, ist ein Feind der Magensäure. Damit er existenzfähig ist, darf er nicht mit Magensäure in Verbindung kommen. Daher nistet er sich in der Magenschleimhautbarriere ein.

Er ist zudem in der Lage, Harnstoff in Kohlendioxid und Ammoniak zu zerlegen, was zu einem veränderten pH-Wert im Säurehaushalt führt. Mithilfe des so genannten Helicobacter-Urease-Tests kann der Keim nachgewiesen werden.

Stress und dadurch verminderte Konzentration auf die Nahrungsaufnahme

In stressigen Zeiten denkt der Mensch weniger an das Essen, da der Körper die Verdauung ohnehin erst einmal herunterfährt, um die ansonsten dafür benötigte Energie freizugeben für die Stressbewältigung. Dadurch ändert sich auch das Essverhalten - wir essen schneller, unkonzentrierter, kauen nicht richtig, schlucken unzerkaut herunter und sind mit den Gedanken überall, nur nicht beim genussvollen Essen.

Zudem essen wir dann gerne falsch und ungesund, es soll ja flott gehen, Zeit zum Kochen haben wir nicht. Die Verdauung ist doppelt gefragt und kommt nicht mehr hinterher.

Vegane Ernährung

Vegane Ernährung, die komplett auf tierische Produkte und solche, die Bestandteile tierischer Produkte in irgendeiner Form beinhaltet, verzichtet, ist für die Magensäure kontraproduktiv. Werden dauerhaft keine Nahrungsmittel dieser Art zugeführt, kommt es zu einer nachlassenden Produktion der Magensäure.

Werden nach einer längeren Zeit als Veganer wieder tierische Produkte verzehrt, ist die Produktion der Magensäure nicht mehr ausreichend, sodass gewisse Maßnahmen erforderlich sein können, die die Verdauungskraft und insbesondere die Produktion der Magensäure wieder ankurbeln.

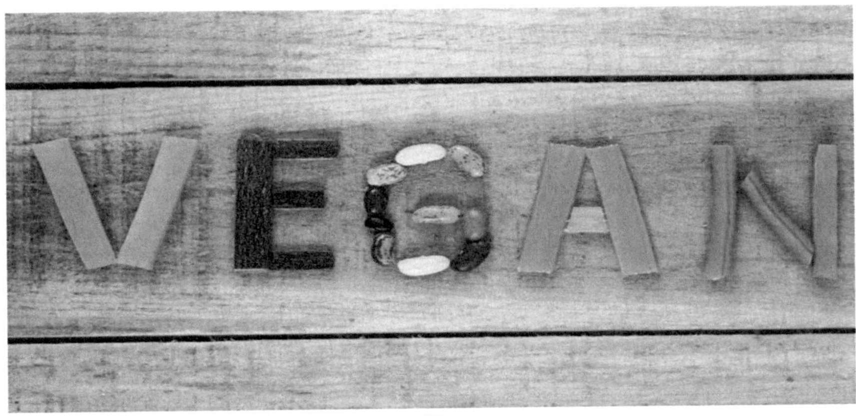

Gluten – die unterschätzte Ursache für Leaky Gut

Gluten wird seit einigen Jahren zunehmend in den Medien thematisiert. Dabei geht es meistens darum, dass Gluten im Verdacht steht, gesundheitliche Probleme auslösen zu können oder zumindest an deren Entstehung mitbeteiligt zu sein. Und das nicht nur, wenn eine Glutenintoleranz besteht. Unter anderem wird Gluten mittlerweile als ein Nahrungsbestandteil angesehen, der zur Entstehung der durchlässigen Darmschleimhaut beitragen kann.

Doch was ist Gluten eigentlich?

Gluten ist ein Klebereiweiß und in vielen weit verbreiteten Getreidesorten enthalten, aber halt nicht in allen. Und genau das ist es, was es für Laien oft so schwierig macht, zumindest dann, wenn man sich mit diesem Thema erstmalig beschäftigt.

Zu den glutenhaltigen Getreidesorten zählen unter anderem Weizen, Roggen, Dinkel und Kamut. Gerade diese aber sind es, die die heutige moderne Ernährungsweise ausmachen und in Deutschland zu den wichtigsten Grundnahrungsmitteln gehören. Wie weit verbreitet glutenhaltige Lebensmittel sind, zeigt sich schon allein beim Bäcker. Hier wird man kaum ein Produkt finden, welches kein Gluten enthält. Es sei denn, die Bäckerei hat sich auf entsprechende Backwaren spezialisiert, aber das kommt sehr selten vor.

Nicht nur Verbraucher lieben glutenhaltige Leckereien heiß und innig, sondern mindestens genauso beliebt sind sie bei vielen Lebenmittelherstellern, wenngleich aus anderen Gründen. Der Grund für die Beliebtheit seitens der Bäcker und anderer Produzenten ist sehr einfach, denn wie der Name „Klebereiweiß" schon erahnen lässt, sorgt diese Substanz dafür, dass sie bestimmte Dinge zusammenklebt. Und bei Backwaren wird durch Gluten verhindert, dass diese leicht zerbröseln.

Aber nicht nur in klassischen Backwaren ist Gluten enthalten, sondern auch in vielen zumeist industriell verarbeiteten Lebensmitteln und Fertigprodukten. Allerdings würde man dies nur bei den wenigsten erwarten. Dass Produkte wie Backwaren, Nudeln und Müslis Gluten enthalten, ist nicht verwunderlich, weil man ja davon ausgehen kann, dass sie auf der Basis von Getreide hergestellt werden. Aber wer denkt schon an Getreide und Gluten, wenn er Soßen, Konserven oder Wurst und Fleisch kauft?

Es ist leider Fakt, dass uns Gluten im Alltag weitaus mehr begegnet als wir erahnen.

Personen, die Gluten nicht vertragen, erfahren vielschichtige körperliche Symptome. Das ist insbesondere bei Zöliakie der Fall, einer schwerwiegenden autoimmunen Darmerkrankung, bei der die Darmzotten stark zurückgebildet sind, wenn trotz der Erkrankung Gluten verzehrt wird. Schon geringste Spuren an Gluten lösen bei diesen Personen massive Beschwerden aus, sodass sie akribisch auf eine glutenfreie Ernährung achten müssen. Und zwar lebenslang.

Doch es muss nicht eine Zöliakie vorliegen, um gesundheitliche Probleme aufgrund von glutenhaltigen Lebensmitteln zu bekommen, auch anders gelagerte Unverträglichkeiten führen zu Symptomen. Allen voran betrifft dies die Glutenintoleranz, bei der im Unterschied zur Zöliakie individuell tolerierbare Mengen vertragen werden.

Irreführend für den Laien ist eine weit verbreitete Gleichsetzung von Zöliakie und Glutenintoleranz, doch unterscheidet sich letzteres von der Zöliakie dadurch, dass individuell unterschiedliche Mengen Gluten vertragen werden. Die Symptome bei einer Glutenintoleranz sind in vielen Bereichen die gleichen wie beim Leaky Gut.

Warum es zu einer Zöliakie oder Glutenintoleranz kommt hat häufig mit der genetischen Disposition zu tun. Die meisten Menschen sind biologisch betrachtet nicht in der Lage, Gluten hinreichend verdauen zu können. Und sogar Personen, die genetisch vorteilhafter für die heutige weit verbreitete glutenlastige Ernährungsweise ausgestattet sind, können dennoch deutliche gesundheitliche Beeinträchtigungen haben.

Dies ist möglich, indem ein übermäßiger Verzehr an glutenhaltigen Lebensmitteln auf Dauer zu einer Durchlässigkeit des Darms führt und somit **Gluten als Auslöser des Leaky Gut** wirkt. Hunderte Studien haben diesen Zusammenhang längst gezeigt, darüber hinaus auch die Möglichkeit, dass Gluten zu Entzündungen im Verdauungstrakt führen kann.

Das Risiko hierfür besteht insbesondere dann, wenn weitere ungünstige Faktoren hinzukommen wie etwa die Einnahme von Antibiotika, Cortison oder bestimmten Schmerzmedikamenten. Auch das Vorhandensein von schadstoffbelasteten Dentalmaterialien kann hierzu beitragen.

Besonders zu erwähnen sind hier Amalgamfüllungen, aus denen eine Belastung mit Quecksilber resultieren kann. Darüber hinaus können auch zu viel Stress und ein beeinträchtigtes Immunsystem diese Entwicklung begünstigen.

Doch was ist es, was Gluten für den Darm so gefährlich werden lässt?

Warum Gluten im Darm derart schwerwiegende Veränderungen auslösen kann, wird auf das darin enthaltene Protein Gliadin zurückgeführt. Dieses sorgt für eine übermäßige Freisetzung von Zonulin, welches die Darmschleimhaut hinsichtlich ihrer Durchlässigkeit steuert. Schnittstellen einzelner Darmzellen können durch Zonulin aufgelöst werden, woraus letztendlich die gefürchteten Löcher in der Darmschleimhaut entstehen und unerwünschten Substanzen Tür und Tor geöffnet werden, um in den Blutkreislauf zu gelangen.

Spätestens wenn die Diagnose „Leaky Gut" lautet, sollte der Verzehr von glutenhaltigen Lebensmitteln ernsthaft überdacht werden. Patienten ist dann unbedingt anzuraten, auf entsprechende Nahrungsmittel zu verzichten oder den Verzehr zumindest auf ein Minimum zu reduzieren. Dies gilt erst recht, wenn zudem eine Glutenintoleranz festgestellt wird, und zwar auch dann, wenn nach dem Verzehr von glutenhaltigen Lebensmitteln nicht jedes Mal Symptome in Erscheinung treten. Nur durch das konsequente Meiden von Gluten kann dann eine Verbesserung der Darmgesundheit erreicht werden.

Dies mag auf den ersten Blick etwas erschreckend daherkommen, zumal wir heutzutage von glutenhaltigen Lebensmitteln geradezu überflutet werden und die meisten unserer Lieblingsspeisen genau aus derartigen Zutaten bestehen.

Allerdings gibt es inzwischen gute und leckere Alternativen, die mit der Zeit sogar fast vergessen lassen, dass man sich glutenfrei ernährt.

So bieten glutenfreie Getreidesorten wie Quinoa, Amaranth, Hirse, Mais und Buchweizen nicht nur viel Abwechslung und wertvolle Nährstoffe, sondern auch manch interessantes neues Geschmackserlebnis. Und wenn das nicht reicht, bieten sich auch Mehle aus Kokos, Mandeln, Lupinen, Kartoffeln und Kichererbsen an, aus denen leckere Gerichte zubereitet werden können. Also Langeweile in der Küche sieht wirklich anders aus.

Zudem hat sich Dank der enorm gestiegenen Nachfrage nach glutenfreien Lebensmitteln das Angebot der Hersteller in den letzten Jahren erfreulicherweise stark erweitert. So kann man nicht nur viele verschiedene Mehlsorten kaufen, sondern auch diverse Produkte als Flocken, Pops, Müslis, Brot und Nudeln sind glutenfrei erhältlich.

Unpassende Lebensmittel

Empfehlungen einer gesunden Ernährungsweise beinhalten in der Regel Vollkornprodukte, Frischkornbreis und rohes Obst und Gemüse in großen Mengen.

Dass dies nicht für alle Menschen zuträglich ist, wird dabei leider nicht bedacht. Nur die Lebensmittel, die der Körper vertragen und verstoffwechseln kann, sind wirklich zu empfehlen, alles andere führt unweigerlich zu Problemen und Symptomen.

Auch die Entstehung vom Leaky Gut wird durch eine falsche Lebensmittelauswahl begünstigt, wenn diese zu Gärungen und Fäulnisprozessen führen und somit die Darmflora und Darmschleimhaut auf Dauer schädigen.

Dies gilt auch für Nahrungsmittelintoleranzen, wenn die unverträglichen Lebensmittel trotzdem verzehrt werden. Lesen Sie hierzu das Kapitel „Nahrungsmittelintoleranzen".

Candida – Ursache und Folge beim Leaky Gut

Candida-Hefepilze und die damit einhergehenden gesundheitlichen Beeinträchtigungen sind in naturheilkundlichen Praxen seit vielen Jahren bekannt. In der klassischen Medizin wird diese Thematik jedoch fast völlig außer Acht gelassen, zumeist mit dem Hinweis, dass derartige Pilze im Körper völlig normal seien und diese jeder Mensch in sich tragen würde. Letzteres trifft in gewisser Weise tatsächlich zu, denn auch in einem gesunden Darmmilieu sind Pilze anzutreffen, wenngleich diese dann in der Minderzahl sind, indem sie von den nützlichen Darmbakterien in Schach gehalten werden.

Ist die Darmflora jedoch aus dem Gleichgewicht geraten, und sind zu wenige gesunde Darmbakterien vorhanden, können Hefepilze eine nicht zu unterschätzende Bedrohung mit sehr gravierenden gesundheitlichen Problemen werden, eines davon ist das Leaky Gut.

Meistens beginnt das Pilz-Desaster nach einer Antibiotikaeinnahme, aber auch nach Cortison, Bestrahlungen und Chemotherapien aufgrund einer Tumorerkrankung lassen Pilze in der Regel nicht lange auf sich warten. Auch eine ungünstige Ernährung, die aus viel Zucker und einfachen Kohlenhydraten besteht, trägt zum Candida-Problem bei.

Verschiedene Erkrankungen können mit einer Pilzbelastung zusammenhängen: Allergien, Asthma, Schuppenflechte, chronische Nebenhöhlenentzündung bis zu Magen-Darmerkrankungen wie Colitis Ulcerosa und Morbus Crohn sind oft mit einer Hefepilzbelastung vergesellschaftet. Zwar sind Pilze nicht bei allen Krankheiten der Hauptauslöser, aber sie spielen häufig in die verschiedensten Krankheitsgeschehnisse hinein.

Symptome, die in Zusammenhang mit einer Pilzinfektion stehen, sind sehr unterschiedlich und hängen von der individuellen Konstitution ab. Meistens äußert sich der Pilzbefall durch Verdauungsprobleme und Bauchbeschwerden wie krampfartige Schmerzen bis hin zu Koliken, Völlegefühl, Blähungen und Wechsel von Durchfall und Verstopfung. Aber auch eine chronische Infektanfälligkeit, psychische Veränderungen wie Aggressivität, Herzrhythmusstörungen, extreme Müdigkeit und Heißhunger auf zucker- und stärkehaltige Nahrungsmittel können ihre Ursache in Candida-Pilzen haben.

Im Stoffwechsel zeigen sich oft Störungen in Form eines Zink- und Eisenmangels, denn Pilze benötigen diese Nährstoffe für ihren eigenen Stoffwechsel. Die Folgen können Haarausfall, Hautprobleme und brüchige Fingernägel sein.

Der am häufigsten vorkommende Pilz ist der Hefepilz Candida albicans, und dieser existiert fast überall in der Welt. Er ist äußerst widerstandsfähig und behauptet sich sogar gegen extreme Temperaturen in der Antarktis und in den Tropen.

Durch ein spezielles Enzym sind Hefepilze in der Lage, an der Darmschleimhaut anzuhaften und die Abwehrmechanismen der Schleimhautbarriere zu durchbrechen. Das führt zur Schwächung des Immunsystems und in ungünstigsten Fällen zur Überschwemmung des Körpers mit Pilzgiften (Mykotoxinen).

Der Candida steht in sehr engem Zusammenhang mit dem Leaky Gut. Experten gehen davon aus, dass er die durchlässige Darmschleimhaut mit verursacht. Außerdem verhindert er, dass sich die Darmflora regenerieren kann. Bei einer Darmschleimhautsanierung sollte daher eine Pilzbehandlung in das Therapiekonzept einbezogen werden. Dieses besteht einerseits aus Präparaten und Medikamenten wie Antipilzmittel, die zur Reduzierung des Candidas beitragen, andererseits auch in einer bestimmten Ernährungsweise.

Pilze sind auf die Existenz von organischem Kohlenstoff angewiesen, da sie nicht in der Lage sind, selbst Kohlenhydrate aufzubauen. Aus diesem Grund ernähren sie sich am liebsten von Einfachzuckern wie Fruchtzucker und Traubenzucker. Werden sie damit ausreichend gefüttert, können sie sich explosionsartig vermehren und sich in nur einer Stunde mehrmals verdoppeln.

Diese einfach verwertbaren Kohlenhydrate stecken insbesondere in vielen Obstsorten, Obstsäften, Süßigkeiten, Honig, Alkohol, Marmelade, geschältem Reis, Weißmehlprodukten, Rohr- und Rübenzucker und gesüßten Getränken wie Cola und Co..

Besondere Gefahren lauern auch in Lebensmitteln mit verstecktem Zucker. Gerade in Fertigprodukten sind meistens sehr viel größere Zuckermengen enthalten als man auf den ersten Blick vermuten würde. Deswegen ist das Lesen der Inhaltsstoffe auf verpackten Lebensmitteln unverzichtbar, um derartigen Zuckerfallen aus dem Weg zu gehen. Hersteller ersetzen hier gerne das Wort „Zucker" durch andersklingende Namen wie etwa Glukose, Saccharose, Fruchtzucker, Dextrose, Maltodextrin.

Auch ein Blick auf mögliche synthetische Zuckerersatzstoffe ist wichtig. Hier ist es insbesondere Aspartam, welches man meiden sollte, denn es steht schon lange unter Verdacht, gesundheitsgefährdend zu sein.

Außerdem sollten gemieden werden: Kaffee, hefehaltige Lebensmittel wie Gebäck, Brot, Bier und vegetarische Brotaufstriche. Einige Therapeuten empfehlen außerdem, auf Kuhmilchprodukte zu verzichten.

Erlaubt sind, falls keine Allergien oder Unverträglichkeiten bestehen:

Huhn, Fisch, Rindfleisch, Lamm, Gemüse, Gartenkräuter, Vollkornbrot in gemäßigtem Umfang, Spinat, Eier, Salat, Zitronen, Grapefruit (eine pro Tag)

Von folgenden erlaubten Nahrungsmitteln sind einige förderlich für den Darm:

Sauerkraut, Kohl, Spinat, Petersilie, Zitronensaft, Knoblauch, Brokkoli, Ingwer, Papaya, Rosenkohl, Ananas, scharfer Chili

Knoblauch gilt seit jeher als eines der effektivsten antimykotischen natürlichen Mittel. Dieser sollte möglichst roh verzehrt werden und ist sogar noch wirksamer in Verbindung mit weiteren Zutaten:

Zerkleinern Sie morgens ein oder zwei Knoblauchzehen, mischen Sie diese mit zwei Esslöffeln Olivenöl und vier Esslöffeln Zitronensaft und füllen Sie alles zusammen mit Wasser in ein Trinkglas. Dieses Getränk kostet ein bisschen Überwindung, und der Knoblauchgeruch bleibt den ganzen Tag erhalten.

Beim Kampf gegen die Pilze sollten unbedingt auch die Mundhöhle und Speiseröhre mit einbezogen werden. Alle Mühe, die Plagegeister loszuwerden, ist vergebens, wenn dies nicht geschieht, denn sonst bieten sich hier optimale Rückzugsorte.

Auch das regelmäßige Auswechseln der Zahnbürste und gründliche Reinigen von Zahnprothesen gehört zur effektiven Mundhygiene. Auch ein Zahnarztbesuch kann sinnvoll sein, damit dieser vorhandenen Zahnstein beseitigt, Zahnfleischtaschen reinigt und kariöse Zähne saniert.

Der Kampf gegen Candida ist je nach Konstitution lang und mühsam. Dies ist besonders dann der Fall, wenn die Immunabwehr insgesamt geschwächt ist. Hier spielt häufig auch die Situation der Nebenniere mit hinein. Besteht eine Nebennierenschwäche, kommt es leicht zu wiederkehrenden und auch chronischen Infekten mit Viren, Bakterien und Pilzen.

Hieraus resultiert unweigerlich, dass die Immunabwehr auch nicht mehr in der Lage ist, den Candida auf Dauer erfolgreich in Schach zu halten. In diesen Fällen ist eine zusätzliche Unterstützung der Nebennieren unabdingbar. Lesen Sie hierzu auch das Kapitel „Nebennierenschwäche und Leaky Gut".

Eine effektive und nachhaltige Beseitigung des Candidas bedarf in schwerwiegenden Fällen immer einer Kombination von mehreren Therapiemaßnahmen. Es reicht nicht aus, nur Antipilzmedikamente einzusetzen, aber keine Wiederaufforstung der Darmflora durchzuführen. Erst wenn eine intakte Darmflora und ein starkes Immunsystem vorliegen und eine zuckerarme Ernährung erfolgt, besteht eine gute Chance, den Candida dauerhaft besiegen zu können.

Nutzen Sie diverse naturheilkundliche Maßnahmen, um dem Candida den Garaus zu machen wie unter anderem mit Bioresonanz, homöopathischen Mitteln (z. B. vom Spezialanbieter Sanum-Kehlbeck), Rizolölen und einer antimykotischen bzw. antibakteriellen Ernährung: Knoblauch, Wermut, Paprikaschoten, Berberis, Zwiebeln, Olivenöl.

Stärken Sie außerdem unbedingt Ihr Immunsystem, sonst kehren die Pilze schneller zurück als es Ihnen lieb ist. Je schwächer das Immunsystem ist, umso größer das Risiko, dass der Candida nicht nur rasend schnell, sondern auch mit voller Wucht wieder in Erscheinung tritt.

Das Thema Candida ist sehr komplex, und bei einem Leaky Gut lohnt es sich, weiterführende Informationen darüber zu lesen wie z. B. in meinem Buch „Neue Energie ohne Candida" ISBN 978-394-217-93-93.

Die wichtigsten Ursachen für Leaky Gut im Überblick

- Antibiotika
- Candida
- Chemotherapie
- Chronische entzündliche Darmerkrankungen
- Chronische Prankreatitis
- Cortison
- Falsche Ernährung (Zucker, Alkohol, Weißmehl, Koffein einschließlich Cola, Kaffee, Schokolade, Kakao und schwarzer Tee
- Fermentiertes Essen wie Essig, Wein, Sojasoße, Tofu
- Glutenintoleranz / Zöliakie
- Konservierungsstoffe
- Mykosen (Pilze wie Candida und Alfatoxine)
- Nahrungsmittelallergien und –intoleranzen
- Parasitenbefall
- Rauchen
- Schwermetalle wie Quecksilber (aus Amalgam, Lebensmitteln und Impfungen), Palladium (aus Zahner-satz und Autoabgasen), Blei, Cadmium, Nickel, Chrom etc.
- Stress
- Übermäßiger Einsatz von Medikamenten wie entzündungshemmende Medikamente wie Acetylsalicylsäure kurz ASS genannt. ASS ist ein Prostaglandinsynthesehemmerder als Wirkstoff vieler Arzneimittel wie z.B. Aspirin® und Ibuprofen bekannt wurde

Behandlung des Leaky Gut

Eine durchlässige Darmschleimhaut entsteht nie von heute auf morgen, und genauso verschwindet sie auch nicht in kurzer Zeit. Eine große Portion Geduld, aber auch das Ergreifen mehrerer Therapiemaßnahmen, die individuell zusammengestellt werden, ist für eine erfolgreiche und nachhaltige Behandlung unverzichtbar.

Buttersäure

Buttersäure, auch als Butyrat oder Butansäure bezeichnet, ist für die Gesundheit der Darmschleimhaut, insbesondere für die Prophylaxe und Behandlung des Leaky Gut, von großem Wert und für Kenner inzwischen sogar unverzichtbar.

Auch auf die Verdauung, Entzündungen und Beeinträchtigungen des Magen-Darm-Traktes wirkt sich Buttersäure günstig aus. Darüber hinaus hilft sie bei Insulinresistenz, Gewichtsreduzierung und der Prophylaxe und Behandlung von Darmkrebs. Von Patienten mit Darmkrebs und chronisch entzündlichen Prozessen ist bekannt, dass sie oftmals ein niedriges Niveau an Buttersäure aufweisen. Besonders interessant erscheint der Zusammenhang mit dem Bakterium Faecalibacterium prausnitzii, das auch häufig in einer verminderten Konzentration vorhanden ist. Da dieses stark an der Versorgung mit Buttersäure beteiligt ist, wird das Darmepithel bei einer niedrigen Buttersäurekonzentration nicht mehr ausreichend versorgt. Indem sich die Darmzotten zurückbilden und es zu Veränderungen der Darmschleimhaut kommt, nimmt das Risiko für verschiedene Krankheitsbilder zu.

Von Patienten mit gastrointestinalen Krankheiten und Autismus weiß man inzwischen, dass sie ein erhöhtes Risiko einer unzureichenden Versorgung mit Buttersäure tragen. Erklärt wird dies damit, dass hier das Darmmikrobiom beeinträchtigt ist, was zu einer eingeschränkten Produktion von Buttersäure führt. Die Auswirkungen zeigen sich vielfältig, weil Buttersäure mehrere wichtige Aufgaben innehat.

Buttersäure erhält der Körper über verschiedene Wege, im Magen-Darmtrakt hat sie ihren Ursprung aus zwei Quellen. Eine davon bildet der Verzehr von fetthaltigen pflanzlichen oder tierischen Lebensmitteln. Hier entsteht die Buttersäure als Nebenprodukt durch das Fermentieren von nicht verdaulichen Ballaststoffen durch die Darmbakterien. Dickdarmzellen absorbieren kurzkettige Fettsäuren, sobald diese mit der Nahrung zugeführt oder von den Bakterien synthetisiert werden. Zudem wird Buttersäure durch Milchsäure hergestellt, die die guten Darmbakterien direkt zu Buttersäure verstoffwechseln.

Buttersäure ist somit eine natürliche Substanz, die unser Körper nicht nur direkt produziert, sondern die wir auch täglich über die Nahrung zu uns nehmen. Somit ist sie mit unserer Physiologie kompatibel und vom Körper optimal verwertbar.

Nebenwirkungen von entsprechenden Präparaten sind demzufolge sehr begrenzt. Auch erste Studien über die Wirksamkeit von Buttersäure bei Patienten mit Magen-Darm-Erkrankungen zeigen, dass das Auftreten von Nebenwirkungen unwahrscheinlich ist. Man geht davon aus, dass eine Unterversorgung mit Buttersäure schädlicher ist als die Zuführung von Buttersäurepräparaten.

Buttersäure gehört zu den häufigsten kurzkettigen Fettsäuren, die im Darm vorkommen. Zusammen mit Essigsäure (Acetat) und Propansäure (Propionat), welche ebenfalls durch die guten Darmbakterien produziert werden, macht die Buttersäure insgesamt 95 % der kurzkettigen Fettsäuren im Körper aus. All diese kurzkettigen Fettsäuren werden von den Darmzellen benötigt, um daraus Energie zu gewinnen. Wie wichtig dies ist, zeigt sich daran, dass die Schleimhautzellen bis zu 70 % ihrer Energie daraus gewinnen. Während die Propansäure in der Leber und die Essigsäure im Muskelgewebe verstoffwechselt werden, wird die Buttersäure für die Versorgung der Epithelzellen benötigt, die sich in der obersten Schicht der Darmzellen befinden. Hier sorgt die Buttersäure dafür, dass sich stetig neue Zellen bilden können.

Eine Schlüsselfunktion bei der Produktion von Buttersäure kommt dem Clostridium butyricum zu. Dieses ist in der Lage, Ballaststoffe im Darm abzubauen und Buttersäure herzustellen. Es gibt bislang nur sehr wenige Probiotika, die das Clostridium butyricum enthalten.

Leaky Gut

Buttersäure trägt dazu bei, dass die Darmschleimhaut geschlossen bleibt und eine Durchlässigkeit verhindert wird. Möglich wird dies, indem

Buttersäure die Bildung der Tight Junctions fördert, sodass die Zwischenräume der Darmzellen abgedichtet werden. Ist zu wenig Buttersäure vorhanden, kommt es zu einem Energiemangel in den Schleimhautzellen, was eine durchlässige Darmschleimhaut zur Folge hat.

Ein weiterer Effekt der Buttersäure besteht darin, dass sie zu einem sauren Darmmilieu beiträgt. Hierdurch werden krankmachende Bakterien verdrängt und gesundheitsfördernde Bakterien gestärkt, was dazu beiträgt, den Darm abzudichten.

Entzündungen

Buttersäure verfügt über einen entzündungshemmenden Wirkmechanismus. Dieser macht sich insbesondere durch die Vermeidung der Entzündungskaskade und Prostaglandinbildung bemerkbar. Das macht Buttersäure bei der Behandlung diverser entzündlicher Erkrankungen wie beispielsweise entzündlichen Darmerkrankungen interessant.

Reizdarmsyndrom

Dass sich Buttersäure positiv bei verschiedenen Darmproblemen auswirkt, zeigt sich auch beim Reizdarmsyndrom. Hier ist eine Studie aus dem Jahr 2012 von Interesse, bei der 66 Erwachsene täglich 300 mg Buttersäure erhielten. Im Gegensatz zu den Studienteilnehmern, denen Placebos verabreicht wurden, zeigte sich bei den Personen mit Buttersäure nach einer Einnahmezeit von nur 4 Wochen eine deutliche Reduzierung der Bauchschmerzen während des Stuhlgangs. Nach einer Zeit von 12 Wochen verbesserten sich auch die spontanen Bauchschmerzen und der Drang nach dem Stuhlgang.

Darmkrebs

Als besonders interessant wird Buttersäure im Zusammenhang mit Tumorerkrankungen gesehen. Schon der bekannte Nobelpreisträger Otto Warburg vermutete, dass Buttersäure die Umwandlung von Krebszellen zu normalen Zellen unterstützen kann.

Heute geht die Wissenschaft fest davon aus, dass Buttersäure der Entwicklung von Krebszellen entgegenwirken kann, den Tod von Darmkrebszellen induziert, die Normalisierung des Zellstoffwechsels fördert und das Wachstum von aggressiven Krebszellen hemmen kann.

Somit ist Buttersäure im Hinblick auf Darmkrebsvorsorge und -behandlung eine äußerst interessante Substanz.

Morbus Crohn

Morbus Crohn ist eine chronisch entzündliche Darmerkrankung, bei der es zu einer Zerstörung der inneren Schleimhautschichten kommt. Die Entzündungen treten im gesamten Verdauungstrakt auf und können somit von der Mundhöhle bis zum Darmausgang reichen. Bei den meisten Betroffenen treten die Entzündungen jedoch im unteren Dünndarm und Dickdarm auf.

Forscher gehen davon aus, dass sich Buttersäure günstig auf das Krankheitsgeschehen auswirken kann. So fanden sie im Jahr 2013 heraus, dass sich die Entzündungen reduzierten und Schmerzen beim Stuhlgang nachließen.

Gewichtsabnahme

Seit einigen Jahren rücken Darmbakterien zunehmend in den Fokus, wenn es um Übergewicht geht. Es besteht inzwischen kein Zweifel mehr daran, dass übergewichtige Personen eine andere Zusammensetzung von Darmbakterien aufweisen. Neben Probiotika soll sich auch Buttersäure günstig auf die Gewichtsabnahme auswirken.

Zurückgeführt wird dies darauf, dass Buttersäure dazu beiträgt, das Gleichgewicht zwischen der Fettsäuresynthese und dem Fettabbau zu regulieren. In diesem Zusammenhang ist auch interessant, dass Buttersäure die Insulinempfindlichkeit positiv beeinflusst, was ein wichtiger Schutz vor Gewichtszunahme ist.

In einigen Tierversuchen konnten diese Zusammenhänge mittlerweile bestätigt werden. Bei einer Studie mit Mäusen, die bereits 2007 stattfand, zeigte sich eine Reduzierung des Körpergewichts von 10 %.

Lebensmittel mit Buttersäure

Wieviel Buttersäure die Darmbakterien produzieren können, hängt maßgeblich von der Ernährung ab. Mit den richtigen Lebensmitteln kann also eine ausreichende Versorgung gewährleistet werden.

Vermutlich haben Sie schon häufig Buttersäure konsumiert, ohne dass es Ihnen bisher bewusst war. Besonders Lebensmittel, die reich an Ballaststoffen und Stärke sind, zeigen einen positiven Einfluss.

Buttersäure kommt in tierischen und pflanzlichen Ölen, Butter, Rohmilch, Parmesankäse, Ghee, Artischocken, Kombucha und Löwenzahn vor.

Resistente Stärke

Resistente Stärke verfügt über wichtige Eigenschaften, die sich positiv auf den Darm und das Leaky Gut Syndrom auswirken, dennoch wird sie im therapeutischen Alltag kaum berücksichtigt.

Die meisten Kohlenhydrate, die täglich auf den Teller kommen, wie z. B. Kartoffeln, Nudeln und Getreide, sind Stärke. Stärke ist eine natürliche Substanz, die in Pflanzen vorkommt, die Glukose in Form von Stärke speichern. Man unterscheidet grundsätzlich zwischen glykämischen und resistenten Stärken. Wie der Name schon vermuten lässt, sorgt die glykämische Stärke für einen steigenden Blutzuckerspiegel. Sie wird im Verdauungstrakt zu Glukose umgewandelt und im Dünndarm absorbiert.

Damit der Körper Stärke verstoffwechseln und in einzelne Glukosemoleküle zerlegen kann, benötigt er Verdauungsenzyme. Bestimmte Arten von Stärke sind allerdings nicht durch Verdauungsenzyme abbaubar, daraus resultiert der Begriff resistente bzw. widerstandsfähige Stärke. Aufgrund der fehlenden Abbaufähigkeit wird resistente Stärke zu den Ballaststoffen gezählt.

Resistente Stärke verhält sich ähnlich wie fermentierbare und lösbare Fasern. Der obere Verdauungstrakt kann sie nicht verstoffwechseln, sodass sie den Magen und Dünndarm unverdaut passiert, bis sie schließlich den Dickdarm erreicht. Hier trifft die resistente Stärke auf Bakterien, die diese durch einen Fermentationsprozess aufspalten. Somit ist die Stärke nur gegenüber den Enzymen resistent, nicht jedoch gegenüber den wichtigen Bakterien im Dickdarm. Damit wirkt resistente Stärke ähnlich wie andere Ballaststoffe, allerdings mit dem großen Unterschied, dass durch sie weitaus mehr Buttersäure produziert wird. Wie im Kapitel „Buttersäure" bereits erwähnt, ist diese Säure eine wichtige Nahrungs- und Energiequelle für die Bakterien im Dickdarm. Durch die erhöhte Produktion von Buttersäure führt resistente Stärke also zu einer verbesserten Funktion des Verdauungssystems.

Ein weiterer wichtiger Vorteil der resistenten Stärke besteht darin, dass sie den pH-Wert senkt und dadurch die Ansiedlung von pathogenen und fäulnisbildenden Keimen erschwert. Auch Entzündungen, verschiedene Verdauungsstörungen und Darmerkrankungen wie Divertikulitis, Verstopfung, Morbus Crohn oder Colitis ulcerosa lassen sich günstig beeinflussen. Aus Tierversuchen weiß man, dass sich die Absorption von Mineralien verbessert.

Desweiteren wirkt sich resistente Stärke auch positiv auf den Blutzuckerspiegel aus. Aus mehreren Studien ist bekannt, dass die Reaktionsfähigkeit der Körperzellen auf Insulin verbessert werden kann. Nach einer Mahlzeit ist sie in der Lage, den Blutzuckerspiegel effektiv zu senken. Interessanterweise wirkt sich resistente Stärke auch positiv auf die Blutzuckerspitzen beim Mittagessen aus, wenn sie bereits zum Frühstück verzehrt wurde. In Studien wurde herausgefunden, dass sich nach nur 4 Wochen eine Verbesserung der Insulinempfindlichkeit von bis zu 50 % ergab, wenn zwischen 15 und 30 g resistente Stärke pro Tag verzehrt wurden.

Dies ist ein interessanter Aspekt, wenn man bedenkt, dass eine geringe Insulinempfindlichkeit ein wesentlicher Risikofaktor für schwerwiegende Erkrankungen ist wie unter anderem Alzheimer, Diabetes, Herzerkrankungen und Fettleibigkeit. Verbessert sich die Insulinempfindlichkeit durch resistente Stärke, dann trägt diese also maßgeblich zur Vermeidung verschiedener Krankheiten bei.

Es gibt 4 verschiedene Arten von resistenter Stärke

Grundsätzlich unterscheidet man 4 verschiedene Arten von resistenter Stärke. Allerdings ist die Klassifizierung nicht ganz so einfach, wie es auf den ersten Blick erscheint. Zum einen können mehrere Arten gleichzeitig in einem Lebensmittel vorhanden sein, zum anderen haben die Zubereitungsart und der Reifeprozess einen Einfluss auf die Art und Menge der Stärke. Beispielsweise ändert sich die Stärkeart bei Bananen während der Reifung, indem die resistente Stärke abgebaut und in normale Stärke umgewandelt wird.

Zudem wirken sich die jeweiligen RS-Typen unterschiedlich und mitunter sogar gegenteilig auf den menschlichen Körper aus. RS-Typ 3 wird beispielsweise eine positive Wirkung auf darmbedingte Sättigungssignale und Gewichtsverlust zugesprochen, während RS-Typ 2 zu gegenteiligen Effekten führen sollen. Vom RS-Typ 3 ist zudem bekannt, dass diese Stärkeart den glykämischen Index einer Speise beeinflusst. Zudem unterstützt sie die Produktion von Milch- und Essigsäure und der besonders wichtigen Buttersäure.

RS-Typ 1

Zu dieser Gruppe zählen rohe, unverarbeitete Hülsenfrüchte, Getreidekörner und Samen. Diese resistente Stärke ist innerhalb der pflanzlichen Faserzellwände gebunden und widersteht dadurch der Verdauung.

Durch Kauen und andere physikalische oder chemische Abläufe kann sie aufgeschlossen und anschließend durch die Verdauungssäfte verarbeitet werden.

RS Typ 2

Zu dieser Gruppe gehören stärkehaltige Lebensmittel mit einem hohen Gehalt an Amylose wie unreife (grüne) Bananen, Kochbananen und rohe Kartoffeln. Durch Erhitzen wird diese Art von Stärke verdaulich.

RS Typ 3

Diese Art der resistenten Stärke ist in Lebensmitteln wie Reis, Bohnen und Kartoffeln enthalten- und zwar dann, wenn diese erhitzt und anschließend abgekühlt werden. Die widerstandsfähige Stärke wird zunächst durch das Kochen oder Erhitzen zerstört, allerdings kann man den resistenten Stärkegehalt zurückgewinnen, indem man die Lebensmittel nach dem Kochen abkühlen lässt.

Durch das Abkühlen entsteht eine komplexe Kristallstruktur, ein Teil der verdaulichen Stärke verwandelt sich zu resistenter Stärke und wird dadurch für Verdauungsenzyme unzugänglich.

RS Typ 4

Diese Art der resistenten Stärke kommt nicht natürlich vor, sondern wird in der Industrie durch chemische Prozesse hergestellt wie zum Beispiel Dextrine und high amylose corn starch.

Aufnahme von resistenter Stärke

Die Aufnahme von resistenter Stärke kann über den Verzehr bestimmter Lebensmittel oder Nahrungsergänzungsmittel erfolgen. Zu den wichtigsten Lebensmitteln gehören grüne Bananen, verschiedene Hülsenfrüchte, Rohhafer, Cashewnüsse und rohe Kartoffeln oder gekochte und anschließend gekühlte Kartoffeln und Reis. All diese Lebensmittel verfügen über einen hohen Kohlenhydratgehalt, kommen also nicht in Frage, wenn man sich kohlenhydratarm ernährt wie beispielsweise bei einer Low Carb Diät. Hier bietet sich als Alternative rohe Kartoffelstärke an, denn sie enthält zwar resistente Stärke, aber fast keine verwertbaren Kohlenhydrate. Ein Esslöffel Kartoffelstärke verfügt über ca. 8 g resistente Stärke.

Es gibt zwar keine allgemeine Empfehlung für die tägliche Aufnahme von resistenter Stärke, allerdings hat sich in Studien eine vorteilhafte Menge von 15 – 30 g pro Tag gezeigt. Größere Mengen zeigen keinen positiven Effekt, da überschüssige Mengen anscheinend über den Körper ungenutzt ausgeschieden werden.

Wenn ein Leaky Gut vorliegt, wird eine regelmäßige Einnahme von 25 g resistenter Stärke empfohlen, und zwar über den Tag verteilt zu den Mahlzeiten. Für eine optimale Verwertung ist eine ausreichende Trinkmenge erforderlich. Die Einnahme sollte mit kleinen Dosierungen beginnen und langsam gesteigert werden, damit sich der Darm an diese zusätzlichen Ballaststoffe gewöhnen kann. Mögliche Nebenwirkungen wie Blähungen, Durchfall, Verstopfung und Bauchkrämpfe können dadurch reduziert oder vermieden werden.

5 Lebensmittel mit einem hohen Anteil an resistenter Stärke:

1. Hülsenfrüchte

Hülsenfrüchte enthalten große Mengen an resistenter Stärke und Ballaststoffen. Wichtig ist, dass man sie einweicht und vollständig erwärmt, um sie von Lektinen zu befreien. Je nach Sorte sind zwischen 1 und 4 g resistente Stärke in 100 g Hülsenfrüchten enthalten.

2. Haferflocken

Haferflocken sind eine bequeme Möglichkeit, für eine ausreichende Menge an resistenter Stärke zu sorgen, denn sie sind ruckzuck zubereitet. 100 g gekochte Haferflocken enthalten ca. 3,6 g resistente Stärke. Wenn man die gekochten Haferflocken über Nacht oder mehrere Stunden lang abkühlen lässt, kann sich der Anteil noch weiter erhöhen.

3. Gekochter und gekühlter Reis

Gekochter Reis ist eine sehr praktische Möglichkeit, um für ausreichend resistente Stärke zu sorgen, denn man kann ihn im Voraus für eine ganze Woche vorbereiten. Durch das Abkühlenlassen erhöht sich der resistente Stärkegehalt. Brauner Reis ist weißem Reis vorzuziehen, weil er einen höheren Ballaststoffgehalt aufweist und wichtige Nährstoffe wie Magnesium und Mangan enthält.

4. Gekochte und gekühlte Kartoffeln

Kartoffeln kann man in großen Mengen kochen und anschließend einige Stunden lang abkühlen lassen. Nach der Abkühlung sind große Mengen resistenter Stärke enthalten, desweiteren auch wichtige Nährstoffe wie Vitamin C und Kalium.

Wichtig ist, die Kartoffeln nicht wieder aufzuwärmen, sondern sie kalt zu verzehren wie z. B. als Kartoffelsalat.

5. Kartoffelstärke

Kartoffelstärke ist einer der konzentriertesten Lieferanten von resistenter Stärke, denn über 70 % der darin enthaltenen Stärke ist resistent. So ist nicht verwunderlich, dass viele Menschen Kartoffelstärke verwenden, um den resistenten Stärkegehalt in ihrer Ernährung zu erhöhen.

Um den Darm nicht zu überfordern und mögliche Nebenwirkungen wie Blähungen zu vermeiden, sollte man mit kleinen Dosierungen starten und diese im Laufe der Zeit steigern. Die tägliche Dosierung liegt je nach Verträglichkeit bei bis zu 2 Esslöffeln.

Es kann bis zu 4 Wochen dauern, bis die Produktion von kurzkettigen Fettsäuren spürbar ansteigt und man die gesundheitlichen Verbesserungen wahrnimmt.

Kartoffelstärke weist einen ziemlich neutralen Geschmack auf, somit kann man sie in Smoothies oder Joghurt mixen, über Mahlzeiten streuen oder in Wasser auflösen. Wichtig ist, die Kartoffelstärke nicht zu erhitzen, sondern einer Mahlzeit beizumengen, sobald diese abgekühlt ist.

Ernährung

Wenn es darum geht, die allerwichtigste Maßnahme zu benennen, die bei der Behandlung vom Leaky Gut relevant ist, dann ist es ganz sicher die Ernährung. Sie bildet die Grundlage einer jeden Therapie, auf der die weiteren Behandlungsbausteine aufgebaut werden.

Umgekehrt heißt dies nichts anderes, als dass jede noch so gesundheitsfördernde Maßnahme nur dann effektiv und nachhaltig wirken kann, wenn auch die Ernährung stimmt.

Achten Sie also unbedingt genau darauf, was Sie Ihrem Körper zuführen, bei Ihrem Auto tun Sie es ja auch! So wie ein Auto auf das passende Benzin angewiesen ist, um optimal fahren zu können, ist das Funktionieren des Körpers extrem abhängig von der Zufuhr passender Nahrungsmittel. Dies gilt ganz besonders für den Darm, denn dieser kann nur dann einen nachhaltigen Heilungsprozess vollziehen, wenn er für ihn stimmige Lebensmittel erhält.

Deutlich wird dies spätestens dann, wenn man die Entstehung und Ursachen vom Leaky Gut genauer betrachtet. Eine der Hauptursachen besteht bekannterweise in einer Ernährungsweise, die dem Darm arg zusetzt, wie insbesondere in Form industriell gefertigter Lebensmittel, durch zu viele Kalorien, ungesunde Fette (Trans-Fettsäuren), zu viel Zucker, Koffein und tierisches Eiweiß. Hinzukommt, dass das Thema Nahrungsmittelintoleranzen allzu oft nicht bedacht wird, sodass unverträgliche Lebensmittel verzehrt werden, die zwangsläufig zu einem weiter zunehmenden ungünstigen Darmmilieu beitragen.

Und als wäre all das noch nicht genug, werden in der Regel viel zu wenige basische Nahrungsmittel verzehrt. Zu den größten Basenräubern gehören hier Zucker, Kaffee und Cola.

Die größte Herausforderung jedoch stellt bei den meisten Menschen mit einer desolaten Darmsituation der unermesslich hohe Zuckerkonsum dar. Allein ein Teelöffel Haushaltszucker am Tag reicht aus, um die Darmflora nachhaltig zu schädigen. Nun stelle man sich vor, was passiert, wenn man eine Handvoll Gummibärchen isst, denn in einer Tüte verbergen sich immerhin 77 Stücke Würfelzucker! Und in einem Liter Cola sind es immerhin noch 40 Stücke - Mengen, über die sich der Darm ganz sicher nicht freut.

Die Grundlage einer darmfreundlichen Ernährungsweise bildet der Verzehr von gedünstetem Gemüse. Fleisch, Obst und Vollkorn sollten nur in Maßen verzehrt werden, und hiervon auch immer nur so viel, wie man tatsächlich auch verträgt. Treten beispielsweise anschließend Blähungen oder andere Symptome auf, dann ist dies ein untrügliches Zeichen dafür, dass man dem Körper „zu viel des Guten" zugemutet hat.

Auch wenn im Allgemeinen gerne empfohlen wird, viel rohes Obst und Vollkornprodukte zu essen, so ist dies nur die halbe Wahrheit. Tatsache ist nämlich, dass ein Darm mit einer beeinträchtigten Bakterienflora gar nicht in der Lage ist, mit größeren Mengen dieser Nahrungsmittel umzugehen. Sehr schnell ist er überfordert und kann nicht die volle Verdauungsleistung bringen, die eigentlich erforderlich wäre. Als Ergebnis entstehen Gärungs- und Fäulnisprozesse im Darm, die der Darmflora zusätzlich schaden.

Wichtig ist auch, dass möglichst nur organisch angebautes Gemüse und Obst verzehrt wird, denn bei konventionellem Anbau besteht die große Gefahr von Herbizid- und Pestizidbelastungen. Greift man doch hin und wieder auf Supermarktware zurück, so ist man gut beraten, diese gründlich zu waschen, um die Rückstände der Pflanzenschutzmittel größtenteils zu entfernen. Hierfür gibt es verschiedene Möglichkeiten wie zum Beispiel eine Waschlotion aus Aloe Vera.

Empfehlenswert ist auch der Verzehr von ungesättigten Fettsäuren wie Olivenöl oder Leinöl. Diese unterstützen das Schließen der Darmschleimhaut und das Binden von Toxinen, bevor diese im Körper rückresorbiert werden können.

Zu einer gesunden Ernährung gehört nicht nur Essen, sondern auch Trinken. Getränke sollten möglichst aus kohlensäurefreiem Wasser bestehen und täglich mindestens 1,5 Liter betragen. Zur Unterstützung des Säure-Basenhaushaltes empfiehlt sich basisches Wasser, welches mithilfe von Elektrolysegeräten bequem zu Hause selbst zubereitet werden kann.

Bei einem Leaky Gut sollten folgende Nahrungsmittel gemieden werden:

- Zucker und künstliche Zuckerersatzstoffe
- raffinierte Kohlenhydrate
- Koffeinhaltige Getränke wie Kaffee, schwarzer Tee, Kakao einschließlich Schokolade
- fetthaltiges Essen
- Milchprodukte
- Glutenhaltige Nahrungsmittel (z. B. Weizen, Roggen, Dinkel)
- Fertiggerichte mit Zusatzstoffen (E-Nummern)
- Alkohol, insbesondere Bier

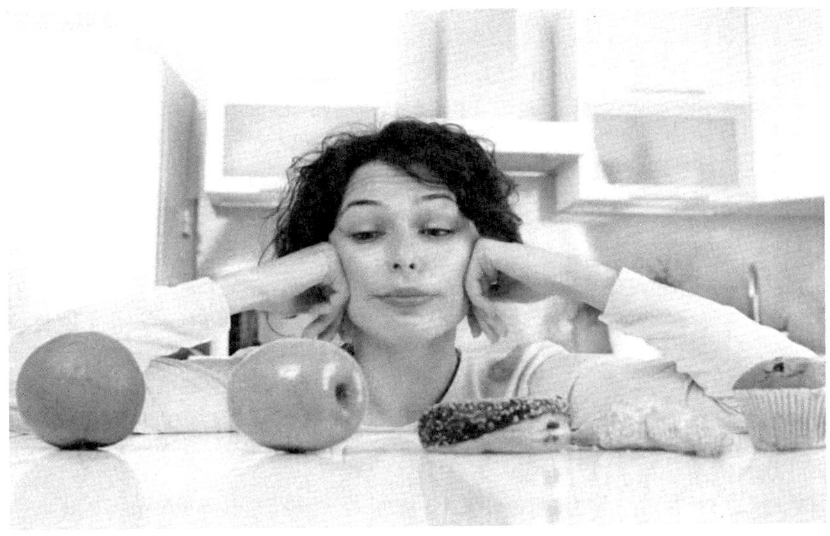

Unverträgliche Nahrungsmittel

Nahrungsmittelintoleranzen haben unterschiedliche Ursachen, doch die meisten haben ihren Ursprung in einem defekten Darm. Hier liegen sehr oft Störungen wie eine Darmdysbiose und eine Candidabesiedelung vor, die aufgrund von Antibiotika- oder Cortisoneinnahmen oder Schwermetallbelastungen entstanden sind. Häufig sind es fehlende Enzyme, die die Verdauung von bestimmten Nahrungsmitteln unmöglich machen. Bei einer Histaminintoleranz fehlt das Enzym Diaminoxidase (DAO), bei einer Laktoseintoleranz das Enzym Laktase.

Es wird vermutet, dass das Fehlen dieser Enzyme in bestimmten Fällen durch eine gestörte Darmflora und Darmschleimhaut entsteht, denn hier findet unter anderem auch die Produktion verschiedener Enzyme statt.

Doch nicht nur das Fehlen bestimmter Enzyme führt hier zur Unverträglichkeit von Nahrungsmitteln, sondern auch die geschädigte Darmschleimhaut mit entsprechender Durchlässigkeit. Es ist weithin bekannt, dass Nahrungsmittelunverträglichkeit fast immer auch mit einem Leaky Gut einhergehen. Es ist eine Kettenreaktion und ein Teufelskreis zugleich.

Aufgrund der geschädigten Darmschleimhaut gelangen mikrobielle Polypeptide, unvollständig gespaltene Nahrungsbestandteile, Polysaccharide und bakterielle Endotoxine in den Blutkreislauf. Dass dies zu Problemen führt und das Immunsystem in stetige Alarmbereitschaft drängt, ist nur die logische Konsequenz. Und die aufgrund von unverträglichen Nahrungsmitteln entstehenden Symptome haben genau hier ihre Ursache.

Wird die Darmschleimhaut ständig von unverträglichen Nahrungsmitteln bombardiert, fördert das die Entzündungsbereitschaft des Darms und führt zu einer noch stärkeren Dysbakterie und zum Fortschreiten der durchlässigen Darmschleimhaut. Solange aber die Nahrungsmittelintoleranzen und -allergien nicht erkannt und somit nicht berücksichtigt werden, laufen alle weiteren Darmsanierungstherapien ins Leere.

Man kann davon ausgehen, dass Nahrungsmittelintoleranzen bei allen Personen, die vom Leaky Gut betroffen sind, an der Tagesordnung sind. Bei dem einen mehr, bei dem anderen weniger. Der Schweregrad ist sehr unterschiedlich, so dass einige Patienten noch relativ viele Nahrungsmittel vertragen, andere aber nur noch mit 5 verträglichen Lebensmitteln auskommen müssen.

Während eine intakte Darmschleimhaut Fremdkörpern den Zugang zum Blutkreislauf verwehrt, sind bei einem Leaky Gut den Eindringlingen Tür und Tor geöffnet. Aber solange dem Körper unverträgliche Nahrungsmittel zugemutet werden, ist es unmöglich, die Darmschleimhaut effektiv und dauerhaft zu schließen.

Um das Leaky Gut erfolgreich zu behandeln, ist es also immens wichtig, die unverträglichen Nahrungsmittel herauszufinden und zu meiden. Erst nach mehreren Monaten können sie wieder ganz langsam in den Ernährungsplan eingeführt werden. Sinnvoll ist hier eine Rotationsdiät, bei der die Lebensmittel in einem 5-Tages-Rhythmus gegessen werden. So wird beispielsweise das Lebensmittel des ersten Tages erst wieder am fünften Tag gegessen, das Lebensmittel vom zweiten Tag erst wieder am sechsten Tag und so weiter.

Es gibt einige Lebensmittel, die auffallend häufig zu Intoleranzen führen. Dies sind neben Gluten, Eiern, Nüssen und Weizen ganz besonders Kuhmilchprodukte. Wie bereits beschrieben, kann das darin enthaltene Kasein zu Problemen führen, denn es verfügt über sehr klebrige Eigenschaften. Es steht im Verdacht, die Darmzotten zu verkleben, so dass diese nicht einzeln abgeschilfert werden können, sondern nur büschelweise. Als Folge entstehen im Dünndarm Mikrorisse, über die Eiweiße, Giftstoffe und andere Eindringlinge in den Organismus gelangen.

Wie stark die Klebereigenschaften von Kasein tatsächlich sind, zeigt sich übrigens daran, dass Künstler gerne Kasein bei der Herstellung von Farben verwenden. Milchprodukte deutscher Hersteller gelten als besonders kaseinhaltig.

Bei der Therapie des Leaky Gut zeigt sich bei einigen Patienten, dass schon allein das Weglassen von Kuhmilchprodukten erste Erfolge mit sich bringt. Umgekehrt kann der weitere Verzehr dazu führen, dass sich trotz nützlicher Präparate kein durchgreifender Therapieerfolg zeigt.

Wer gar nicht auf Milchprodukte verzichten möchte, hat mit Schafs- und Ziegenkäse gute Ausweichmöglichkeiten, denn sie sind in moderatem Umfang meistens verträglich.

Neben Milchprodukten sollten auch andere unverträgliche Lebensmittel, von denen man weiß, dass sie einem nicht guttun, gemieden werden. Sobald man diese nicht mehr verzehrt und die geschädigte Darmflora und

Darmschleimhaut, sowie der eventuell vorliegende Candida erfolgreich therapiert werden, bessern sich bei vielen Patienten die Beschwerden. Es ist ein sehr langwieriger Prozess, und kann je nach Schweregrad ein bis zwei Jahre andauern.

Aber man kann damit belohnt werden, dass jahrelang unverträgliche Lebensmittel irgendwann wieder vertragen werden können. Diese Perspektive vor Augen zu haben, lohnt dann doch so manche Anstrengung, denn es ist ganz bestimmt besser, sich für einen begrenzten Zeitraum einzuschränken als zeitlebens Lebensqualität einzubüßen.

Erfolgt die Behandlung nur unzureichend oder bleibt sie sogar ganz aus, besteht die Gefahr, dass sich im Laufe der Zeit noch weitere Unverträglichkeiten hinzugesellen, sodass man dann immer weniger Lebensmittel verträgt. Dies mag für manchen Leser jetzt etwas dramatisch klingen, aber es kommt viel häufiger vor, als es allgemein bekannt ist.

Das Fatale an dieser Situation ist, dass die Diagnostik der Nahrungsmittelintoleranzen in der Praxis sehr vernachlässigt wird. Mehrjährige Leidenswege und eine daraus resultierende Symptomverschlimmerung sind leider keine Seltenheit.

Knoblauch

Auch wenn man ihn eigentlich nicht gerne isst, sollte man doch versuchen, ihn zu mögen, wenn man seine Darmgesundheit unterstützen möchte. Denn nicht nur in seinem Wirkspektrum findet man kaum ein vergleichbar effektives natürliches Mittel, sondern auch der günstige Preis spricht für Knoblauch. Zudem ist er einfach und fast überall zu bekommen, denn jeder Supermarkt und türkische Laden um die Ecke hat diese frischen Knollen im Gemüseregal vorrätig.

Das war seinerzeit schwieriger, als unsere Vorfahren im Mittelalter und die alten Griechen, Römer sowie Chinesen auf anderen Wegen den so geschätzten Knoblauch herbeischaffen mussten. Zwar wusste man damals nicht um den genauen Wirkmechanismus von Knoblauch, aber das, was aufgrund von Erfahrungen bekannt war, reichte aus, um vielfältige gesundheitliche Probleme damit zu behandeln, sei es Pest, Pocken, Geschwüre, Wunden, Infektionen oder Schwellungen.

Durch den rasanten Aufstieg von synthetisch hergestellten Medikamenten im vergangenen Jahrhundert geriet die Wunderknolle allerdings zunehmend in Vergessenheit. Im Zuge der stetig zunehmenden Nachfrage nach natürlichen Mitteln hat Knoblauch aber längst wieder einen festen Platz bei gesundheitsorientierten Menschen zurückerobert.

Dies ist nicht verwunderlich, zumal man heute weiß, welch wertvolle Inhaltsstoffe in diesen zugegebenermaßen eigenwillig riechenden Knollen enthalten sind. Alles, was Rang und Namen in der Nährstoffbibel hat, ist hier anzutreffen. Fast alle Vitalstoffe, die der Mensch zum Leben braucht, sind vorhanden, angefangen bei den Vitaminen A, B und C über Magnesium, Calcium, Zink bis hin zu Eisen ist alles enthalten.

Die wichtigste Substanz von allen ist das sogenannte Allicin. Jener Stoff, der inzwischen für seine starke antibakterielle Wirkung bekannt ist und das Immunsystem massiv unterstützen kann. Der Darmgesundheit kommt das sehr zugute, denn durch diesen Wirkmechanismus kann durch Knoblauch eine sehr effektive Reduzierung von Pilzen, Fäulnisbakterien und Gärungsprozessen erreicht werden. Kein Wunder also, dass Knoblauch heute von vielen Menschen als ein wertvolles natürliches Antibiotikum und Antipilzmittel geschätzt wird.

Um den vollen Nutzen von Knoblauch ausschöpfen zu können, sollte dieser möglichst roh und frisch verzehrt werden. Nur dann können seine antimikrobiellen Eigenschaften maximal genutzt werden. Schon nach kurzer Zeit, nachdem Knoblauch zerdrückt wird, lässt seine Wirksamkeit spürbar nach.

Die Verträglichkeit von rohem Knoblauch ist individuell sehr unterschiedlich und hängt auch von der gesamten Darmsituation ab, schon eine halbe Knoblauchzehe täglich kann in Einzelfällen zu viel sein.

Wenn das Leaky Gut stark ausgeprägt ist, sollte mit sehr kleinen Mengen begonnen werden. Ein langsames Herantasten an die persönlich verträgliche Menge ist unverzichtbar und sollte mit vernünftiger Vorsicht langsam gesteigert werden.

Rohkost bei Leaky Gut?

Rohkost ist zwar nicht in aller Munde, aber doch in vieler und das ganz besonders dann, wenn es um vermeintlich gesunde Ernährung geht. Vermeintlich deswegen, weil nicht alles, was gesund aussieht auch tatsächlich gesund ist.

Fakt ist, dass Rohkost durchaus über ein beachtliches gesundheitsförderndes Potential verfügt. Und zweifelsohne hat Rohkost schon vielen Menschen zu mehr Gesundheit verholfen. Aber dennoch ist es wichtig, dies nicht zu verallgemeinern und bedenkenlos viel Rohkost zu verzehren, nur weil viele Menschen meinen, dies sei gesund. **Gesund ist nämlich immer nur das, was auch vertragen wird.**

Auf den ersten Blick erscheint rohes Obst und Gemüse aufgrund des hohen Nährstoffgehaltes als gesundes Essen par excellence mit Vitaminen, Mineralstoffen, Spurenelementen, Enzymen und Ballaststoffen. Obst und Gemüse enthält somit fast alles, was der Mensch zum Leben braucht.

Besonders wertvoll sind die enthaltenen Enzyme, die in ihrer Wichtigkeit noch immer sehr unterschätzt werden und in industriell verarbeiteten Lebensmitteln quasi gar nicht vorkommen. Doch fehlen diese, kann dies verheerende Folgen haben, denn für den Körper ist es dann fast unmöglich, die zugeführte Nahrung optimal zu verarbeiten. Treten Verdauungsprobleme auf, dann ist dies nicht selten fehlenden Enzymen geschuldet!

Wenn also etwas Gesundes gegessen wird, aber dieses nicht ordnungsgemäß vom Körper verstoffwechselt werden kann, dann nützt die ganze gesunde Ernährung nur dem, der sie verkauft. Viele der zugeführten wertvollen Nährstoffe verlassen den Körper, ohne dass dieser davon irgendeinen Nutzen davontragen würde.

Schlimmer noch, denn unzureichend verdauter Nahrungsbrei hinterlässt seine Spuren in Form von Gärungen, die sich durch Blähungen, Bauchschmerzen bis hin zu Koliken und Durchfall äußern. All diese Probleme treten spätestens dann in Erscheinung, wenn die nur grob zerkleinerten Lebensmittel im Darm eintreffen.

Je öfter dies passiert, umso mehr Schaden hinterlässt diese vermeintlich gesunde Ernährungsweise. Gärungen mit all ihren Folgen sind nie gut für das Darmleben, weil die Darmflora und Darmschleimhaut nachhaltig geschädigt werden und einem Leaky Gut geradezu Vorschub geleistet wird.

Durch eine jahrelange Fehlernährung, reich an synthetischen Zusatzstoffen, Zucker und sonstigen bedenklichen „Lebensmitteln" ist der Verdauungstrakt und hier insbesondere der Darm auf die Zufuhr von rohem Obst und Gemüse in größeren Mengen gar nicht eingestellt. Man kann vereinfacht sagen – er hat es verlernt. Denn unsere Vorfahren waren naturgemäß Rohköstler, allein schon deswegen, weil ihnen Feuermachen und andere Dinge gar nicht bekannt waren, um Lebensmittel weiter zu verarbeiten.

Hinzukommt, dass damals die Darmflora nicht in Gefahr war durch Antibiotika, Cortison und andere Medikamente, die bekanntermaßen großen Schaden in der Mikrowelt des Darms anrichten.

Es ist also unverzichtbar, die „richtige" Ernährungsweise immer als ein individuelles Thema zu betrachten. Das bedeutet nichts anderes, als dass Rohkost nur derjenige essen sollte, der sie auch wirklich verträgt. Und wer beabsichtigt, sich mehr von rohem Obst und Gemüse zu ernähren, der ist gut beraten, mit geringen Mengen zu starten und dies in kleinen Schritten zu erweitern. Immer angepasst an die persönliche Verträglichkeit!

Eine gute Möglichkeit, dies zu beschleunigen und sogar von Beginn an schon etwas größere Mengen Rohkost verzehren zu können, bietet Obst und Gemüse in flüssiger Form. Man kann auch etwas überspitzt sagen, man trinkt halt den Salat, den man nicht essen kann, doch ist hier tatsächlich viel Wahres dran.

Denn wenn Rohkost püriert und als Smoothie verzehrt wird, dann wird dem Körper ein großer Teil der Verdauungsarbeit bereits abgenommen, was zu einer spürbaren Entlastung aller daran beteiligten Organe führt. Für viele Menschen, die sich inzwischen von viel rohem Obst und Gemüse ernähren, waren übrigens Smoothies der Einstieg in die Rohkostwelt.

Smoothies – die grünen Säfte

Grüne Smoothies sind angesagt, und das hat gute Gründe, besonders gesundheitliche. Schon manch einer konnte seine arg strapazierte Gesundheit durch den regelmäßigen Verzehr von grünen Smoothies ordentlich auf die Sprünge helfen und seit einigen Jahren erscheinen sie in den Medien als die Allzweckwaffen schlechthin für mehr Gesundheit und Wohlbefinden.

Wunder können sie sicher nicht vollbringen, jedoch oft wunderbare Verbesserungen von unterschiedlichen gesundheitlichen Problemen, auch beim Leaky Gut. Dabei geht es nicht darum, sich von nun an ausschließlich von grünen Smoothies zu ernähren, sondern sie hauptsächlich als eine wertvolle Bereicherung einer gesunden Ernährung anzusehen.

Was das gesundheitsfördernde Potential ausmacht, ist dieses sicher zum großen Teil auf die enthaltenen wertvollen Nährstoffe zurückzuführen. Zumindest trifft dies dann zu, wenn die Smoothies selbst zubereitet werden und hier auf die Zugabe von fructosereichen Obstsorten und Zucker verzichtet wird.

Denn dann hat man tatsächlich ein Füllhorn an Nährstoffen in der Hand, das seinesgleichen sucht, wenn es um wirklich gesunde Mahlzeiten geht. Grüne Smoothies enthalten nicht nur die Vitamine B1, B2, B6 und C, sondern außerdem auch wichtige Mineralien, Spurenelemente und Enzyme. Außerdem auch sekundäre Pflanzen- und Ballaststoffe, die allesamt der Darmgesundheit sehr zuträglich sind.

Diesen ohnehin schon äußerst wertvollen Nährstoffcocktail kann man sogar noch toppen, wenn man Wildkräuter und bestimmte Nahrungsergänzungsmittel hinzugibt wie insbesondere Weizen- und Gerstengras, Moringa oder Spirulinaalgen.

Das, was grüne Smoothies so unvergleichlich wertvoll macht, ist das darin enthaltene Grün in Form von Chlorophyll. Diesem Farbpigment wird ein außerordentliches Potential nachgesagt, wenn es darum geht, die Gesundheit kräftig stärken zu können. Der Grund ist so einfach wie logisch, denn Chlorophyll weist eine erstaunliche chemische Ähnlichkeit mit dem roten Blutfarbstoff Hämoglobin auf.

So ist es nicht verwunderlich, dass Chlorophyll zu sehr vielschichtigen gesundheitlichen Verbesserungen führen kann, angefangen bei der

Bekämpfung von Krankheitserregern bis hin zur Entgiftung und Wundheilungen. All dies sind ebenfalls wertvolle Aspekte zur Gesundung des Darms! Darüber hinaus sorgt Chlorophyll aber auch für eine Reduzierung von Entzündungen, was der in Mitleidenschaft gezogenen Darmschleimhaut beim Leaky Gut zugutekommt.

Zu den Pflanzen mit dem höchsten Gehalt an Chlorophyll gehören Weizen- und Gerstengras sowie Spirulinaalgen, wobei letztere deutlich mehr Chlorophyll aufweisen und sogar ungefähr dreimal mehr enthalten als die meisten anderen Grünpflanzen. Auch aus diesem Grund ist es also eine gute Idee, Smoothies mit Spirulinaalgen zuzubereiten.

Erfreulicherweise ist die Zubereitung von grünen Smoothies äußerst einfach und preisgünstig, wobei es nicht unbedingt ein teurer Smoothie-Mixer sein muss.

Das gewaschene Gemüse wird in grobe Stücke zerkleinert und zusammen mit einer Flüssigkeit wie Wasser, Kokoswasser, Kokosmilch oder abgekühltem Tee in einem Standmixer zu Brei oder einem sehr flüssigen Getränk püriert. Je nach Belieben gibt man etwas mehr oder weniger Flüssigkeit hinzu, um die gewünschte Konsistenz zu erreichen. Für einen besseren Geschmack kann fructosearmes Obst hinzugegeben werden.

Um den Verdauungstrakt an grüne Smoothies zu gewöhnen, sollte man mit kleinen Mengen starten. Der Verzehr sollte auf nüchternen Magen und Spätabends vermieden werden. Abgesehen hiervon können die Smoothies beliebig in den Alltag integriert werden, ob als Snack für zwischendurch, für unterwegs oder später auch als Hauptmahlzeit.

Noch ein Wort zu „Smoothies to go", die inzwischen in vielen Supermarktregalen und in Fast Food-Restaurants angeboten werden. Diese mögen vielleicht ganz lecker sein, doch der zumeist süße Geschmack lässt schon erahnen, warum dies so ist. Und auch ein Blick auf das Kleingedruckte zeigt dies schnell. Viele dieser Smoothies enthalten nämlich nicht nur beträchtliche Mengen an fructosereichem Obst, sondern zu allem Überfluss auch noch diverse Zuckerbeimischungen.

Also Finger weg von diesen vermeintlich gesunden, bunten Bechern und ab in die eigene Küche zum Grünzeug mixen.

Brokkoli

Brokkoli hat sich in den letzten Jahren zum Superfood entwickelt. Er ist kalorienarm, dafür aber reich an Vitaminen, Mineralstoffen und weiteren Nährstoffen, welche die Gesundheit fördern. Der Verzehr von Brokkoli kann einen positiven Einfluss auf Entzündungen und Krebserkrankungen bewirken, und auch bei Leaky Gut sind die Inhaltsstoffe des Gemüses angezeigt.

Botanischer Steckbrief Brokkoli

Brokkoli, auch als Spargel- oder Winterblumenkohl bezeichnet, gehört zur Familie der Kreuzblütengewächse und ist als Zuchtform aus dem wilden Gemüsekohl der Küstengebiete am Mittelmeer und Atlantik entstanden. Er kommt ursprünglich aus Kleinasien und hat sich im Mittelalter seinen Weg über Italien, Frankreich und England nach Europa gebahnt. In Amerika wurde er im 18. Jahrhundert erstmals als Versuchspflanze angebaut. So richtig bekannt ist das gesunde Gemüse in Deutschland allerdings erst seit den 1970er Jahren.

Heute sind China und Indien die größten Anbaugebiete für den gesunden Kohl, gefolgt von den USA, Spanien und Italien. Er lässt sich, aufgrund seiner exzellenten Kultivierung, auch selbst und problemlos im heimischen Garten züchten. Die Pflanze liebt es sonnig und windgeschützt, sie braucht viel Wasser und einen lehmigen Boden zum Gedeihen.

Der Kopf der Pflanze setzt sich aus den noch nicht vollständig entwickelten Blütenständen, den „Röschen" zusammen. Brokkoli zeigt zumeist eine sattgrüne bis blaugrüne Farbe, aber es finden sich auch violette, weiße, gelbe und orangefarbene Brokkolisorten. Die Färbung der jeweiligen Kohlsorte wird von den sekundären Pflanzenstoffen bestimmt. Grüner Brokkoli weist einen sehr hohen Gehalt an Chlorophyll auf, das eine reinigende, entgiftende und antitumorale Wirkung hat. In violettem Blumenkohl überwiegen die so genannten Anthocyane, die als starke Antioxidantien gelten. Der große Anteil an Polyphenolen verleiht lila Brokkolisorten zusätzlich antientzündliche Wirkeigenschaften. Orangene Sorten beinhalten viele Carotinoide, die für die Bildung von Vitamin A und somit die Immunabwehr von Bedeutung sind. Auch grüne Sorten enthalten reichlich Carotinoide. Aussaat und Ernte richten sich nach der jeweiligen Sorte und dem Anbaugebiet.

Brokkoli erinnert vom Geschmack her an Spargel, daher wird er auch Spargelkohl genannt. Er ist im Gegensatz zu seinen botanischen Verwandten Rosenkohl und Blumenkohl eher mild. 100 Gramm frischer Brokkoli enthalten gerade einmal 34 kcal (142 kJ), was eine kalorienarme Ernährung wesentlich unterstützt. Weiter sind in 100 g des frischen Gemüses je 3 Gramm Eiweiß und Ballaststoffe, 2,8 Gramm Kohlenhydrate und 0,2 Gramm Fett enthalten. Knapp 90 Gramm entfallen auf den Wasseranteil in Brokkoli.

Nähr- und Inhaltsstoffe, die sich positiv auf Leaky Gut auswirken

Alles, was der Körper an Vitaminen, Mineralstoffen, Spurenelementen, Aminosäuren, Antioxidantien benötigt, ist in Brokkoli enthalten. Die Kohlsorte besitzt einen hohen Gehalt an Vitamin-A-Vorstufen (u. a. Carotin), Vitamin C und K, darüber hinaus sind auch die Vitamine B1, B2, B6 und E vorhanden. Vitamin C ist unerlässlich für die körpereigene Collagenbildung.

Die Mineralstoffe und Spurenelemente Calcium, Eisen, Kalium, Magnesium, Natrium, Phosphor, Zink sind ebenfalls in großer Menge in Brokkoli zu finden. Hier ist besonders das Spurenelement Zink hervorzuheben, das eine entzündungshemmende und heilende Wirkung auf die angegriffene Darmschleimhaut beim Leaky Gut Syndrom hat, wie eine 2015 durchgeführte Studie[1] belegte. Darin zeigte sich, dass die Zellverbindungen in der Darmschleimhaut, welche schädliche Stoffe erst gar nicht hindurchlassen, auch als „Tight Junctions" bezeichnet, in ihrer Überwachungs- und Verschlussfunktion durch Zink deutlich gestärkt werden. Zink ist zudem extrem wichtig für die Collagenbildung, denn auch Collagen schützt die Darmschleimhaut.

Brokkoli ist reich an verschiedenen, sekundären Pflanzenstoffen, zu denen Flavonoide und Glucosinolate zählen. Besondere Beachtung gilt in der Forschung im Zusammenhang mit Leaky Gut den Glucosinolaten oder genauer gesagt den Senfölglykosiden, die in Brokkoli enthalten sind. Diese schwefel- und stickstoffhaltigen Verbindungen werden aus Aminosäuren gebildet. In Brokkoli kommen die beiden Arten Glucoraphanin und Glucobrassicin vor. Durch das Enzym Myrosinase, das ebenfalls in diesem Kohlgewächs zu finden ist, erfolgt eine Umwandlung der Senfölglykoside in Senföle (Isothiocyanaten). Dieses Enzym wird aktiv, wenn Brokkoli angeschnitten oder gekaut wird. Glucoraphanin wandelt sich in das Senföl Sulforaphan, aus Glucobrassicin entsteht das Senföl Indol-3-Carbinol.

Beide Substanzen konnten in Studien ihre antioxidativen, antientzündlichen und antitumoralen Wirkungen unter Beweis stellen. In rohen Brokkoli bleiben diese Senföle am besten erhalten, auch Brokkolisprossen sind eine hervorragende Quelle für die heilenden Senföle. Diese fördern die Darmgesundheit und tragen somit auch zur Stabilisierung der Darmbarriere bei.

Gerade der Aufbau einer gesunden Darmflora ist für die Heilung und Besserung eines Leaky Gut Syndroms wichtig. Hierbei helfen die in Brokkoli enthaltenen Senfölglycoside, die im Magen zu antibakteriellen Senfölen umgewandelt werden. In diversen Mäusestudien konnte die positive Wirkung auf die gesunde Zusammensetzung der Darmflora schon nachgewiesen werden, eine amerikanische Studie[2] beleuchtete dieses Ergebnis auch mit Frauen und Männern.

Durch den täglichen Verzehr von 200 Gramm Brokkoli konnte eine Veränderung der Darmbakterienzusammensetzung erreicht werden. Die Anzahl der Bakteriengruppen Bacteroidetes und Firmicutes stieg an, wobei insbesondere bei den Bacteroidetes eine Steigerung um bis zu 6 % zu verzeichnen war. Im Rahmen der Studie nahmen die Teilnehmer für bestimmte Zeiträume auch kohlfreie Kost zu sich. Hier konnte beobachtet werden, dass sich das Verhältnis von Bacteroidetes zu Firmicutes verringerte, die Bacteroidetes-Gattung nahm um 2 % ab.

Eine weitere amerikanische Studie[3] mit Mäusen an der Penn State University, die 2017 erschienen ist, beschäftigte sich mit dem Thema, ob der Verzehr von Brokkoli einen Schutz vor dem Leaky Gut Syndrom und chronischen Entzündungen bieten kann. Dass dies möglich ist, bestätigten die Untersuchungen. Bei den Mäusen genügte für die Schutzwirkung schon eine Ernährung, deren Brokkolianteil bei 15 % lag. Umgerechnet auf den Menschen, ergeben das ca. 3,5 Tassen Brokkoli pro Tag.

Das hat mit dem sogenannten Aryl-Hydrocarbon-Rezeptor (Ah-Rezeptor) zu tun, der Reaktionen auf Umweltgifte im Körper reguliert. Die Senfölglycoside, die in Brokkoli wie auch in allen Gemüsen der Kreuzblütengewächse enthalten sind, werden durch den Verdauungsprozess in Senföle, u. a. Indolcarbazol (ICZ), umgewandelt. Durch die Bindung von Indolcarbazol an die Aryl-Hydrocarbon-Rezeptoren wird das Gleichgewicht der Darmbakterien wieder hergestellt, das Immunsystem gestärkt und die Darmschleimhaut gegen schädliche Stoffe undurchlässig. Nebenwirkungen wurden keine verzeichnet.

Die Flavonoide aus der Gruppe der Polyphenole können eine angegriffene Darmschleimhaut heilen, wie eine wissenschaftliche Arbeit[4] aus dem Jahr 2016 aufzeigen konnte. Wie auch andere sekundäre Pflanzenstoffe, die in Brokkoli enthalten sind (z. B. Carotinoide, Chlorophyll), besitzen sie antioxidative, immunstärkende und entzündungshemmende Wirkungen. Der gelbe Farbstoff Quercetin zählt ebenfalls zu den sekundären Pflanzenstoffen, kommt reichlich in Brokkoli vor und stärkt die Tight Junctions.

Last but not least soll noch auf die Aminosäuren eingegangen werden, die eine wichtige Rolle bei der körpereigenen Collagenproduktion spielen. Collagen schützt den Darm und sorgt für eine gut funktionierende Darmbarriere. Viele verschiedene Aminosäuren sind an der Collagenbildung beteiligt. Brokkoli enthält die Aminosäuren Isoleucin, Histidin, Leucin, Lysin, Methionin, Cystein, Phenylalanin, Tyrosin, Threonin, Trypthophan, Valin, die auch als essentielle Aminosäuren bezeichnet werden, da der Körper sie nicht selbst herstellen kann. Sie müssen über die Nahrung zugeführt werden. An der Collagenproduktion beteiligt sind hier u.a. Lysin und Threonin.

Verfügbarkeit und Verwertung von Brokkoli

In den mitteleuropäischen Regionen wird Brokkoli im Sommer geerntet und steht in der Zeit von Juni bis Oktober auch bei uns zur Verfügung. Dank Importen, überwiegend aus Italien und Spanien, können wir aber auch ganzjährig von dem gesunden Gemüse profitieren. Daneben gibt es den tiefgekühlten Brokkoli, der ebenfalls ganzjährig zu genießen ist. Auch er wird oftmals importiert und kommt z. B. aus Ecuador.

Bei einer gesunden Ernährung ist Frische der Lebensmittel das A und O. Daher ist saisonaler und frischer Brokkoli stets den übrigen Varianten vorzuziehen, um möglichst alle Nährstoffe zu gewährleisten. Beim Kauf sollte darauf geachtet werden, dass die Blütenknospen noch fest verschlossen sind. Die Blätter dürfen nicht welk, die Stiele sollten schön fest sein. Gelbe Stellen am Kopf deuten auf langsamen Verfall hin.

Um Pestiziden und anderen schädlichen Umwelteinflüssen vorzubeugen, ist es auch möglich, Brokkoli selbst im heimischen Garten anzubauen. Da weiß man genau woher er kommt und mit was er gedüngt wurde.
Brokkoli wird im Idealfall direkt verzehrt, im Gemüsefach des Kühlschranks aufbewahrt, hält er sich bei 0 bis 1 Grad etwa zwei Tage. Die Lagerzeit im

Kühlschrank lässt sich um etwa 5 Tage verlängern, wenn der Stiel des Kopfes in eine Schüssel mit Wasser gestellt wird. Der Kopf wird mit einer luftdurchlässigen Plastiktüte abgedeckt. Bis zur Verarbeitung sollte das Wasser täglich gewechselt werden. Um die Inhaltsstoffe zu bewahren, sollte der Kopf nicht zerkleinert oder angeschnitten werden. Für eine längere Haltbarkeit bis zu einem Jahr bietet sich das Einfrieren an. Dazu werden die Röschen abgetrennt und der Strunk in Würfel geschnitten, welche der Größe der Röschen entsprechen. Nachdem Blanchieren können die Brokkoli-Teile in Gefrierbeuteln ins Eisfach gegeben werden.

Brokkoli lässt sich vielseitig zubereiten und verzehren. Roh bleiben alle wichtigen Inhaltsstoffe erhalten. Alle Teile des Kohlkopfes (Röschen, Blätter, Strunk) sind essbar, wobei diese beim rohen Verzehr in kleine Stücke geschnitten und langsam gekaut werden sollten. Auch die Zubereitung von Smoothies bietet sich an.

Besonders die Umwandlung von Senfölglycosiden in Senföle ist bei rohen Brokkoli weitaus effektiver, da Kochen das Enzym Myrosinase deaktiviert. Die Darmbakterien können zwar auch dazu beitragen, dass die Senföle gebildet werden, jedoch weniger authentisch, als dies das Enzym Myrosinase vermag.

Brokkoli kann alternativ gekocht, gedämpft, gebacken oder gebraten zubereitet werden. Beim Kochen ist auf eine kurze Gardauer und wenig Wasser zu achten, denn sonst setzen sich die wertvollen Senföle im Kochwasser ab und werden weggeschüttet. Drei bis fünf Minuten reichen bei den Röschen aus, ein ganzer Kopf benötigt ca. 10 Minuten Kochzeit. Der Bratvorgang kann ca. 10 Minuten dauern, beim Backen dürfen es auch 20 Minuten sein. Dämpfen und Braten sind laut wissenschaftlichen Analysen die besten Methoden, um die Nähr- und Vitalstoffverluste so niedrig wie möglich zu halten. Ob roh, gedämpft oder gebacken - damit sich die Senföle bilden können, sollte der Brokkoli vor dem Verzehr bzw. der Zubereitung zerkleinert werden und mindestens 30, besser 90 Minuten, ruhen. So lässt sich die Menge an Sulforaphan fast um das Dreifache steigern.

Brokkolisprossen, die gekeimten Samen der Kohlsorte, sind eine ergänzende Option, um die Aufnahme der wesentlichen Nähr- und Vitalstoffe zu erhöhen. Haben die Sprossen etwa 7 Tage Keimzeit hinter sich, nennt man sie Microgreens. Brokkolisprossen weisen einen bis zu 50-fach höheren Gehalt an Senfölglycosiden auf, auch der Glucoraphanin-Anteil kann bis zu 100-Mal höher ausfallen als dies beim ausgewachsenen Brokkoli-Kopf der

Fall ist. Wie in einer japanischen Studie belegt wurde, kann ein täglicher Verzehr von frischen Sprossen, die Zahl des Magenkeims Helicobacter pylori reduzieren.

Microgreens besitzen eine stark antioxidative und antitumorale Wirkweise. Sowohl junge Sprossen als auch Microgreens lassen sich zuhause mit wenig Aufwand aus geeignetem Saatgut selbst ziehen. Ideal ist der frische Verzehr, die Lagerung im Gemüsefach des Kühlschranks sollte 3 Tage nicht überschreiten. Sprossen und Microgreens schmecken in Salaten, als Topping, auf belegten Brötchen, in Suppen.

Brokkoli Nahrungsergänzungsmittel

Wer Brokkoli oder Kohl im Allgemeinen wenig abgewinnen kann, für den stehen Nahrungsergänzungsmittel mit Brokkoli-Vitalstoffen bereit. Hier handelt es sich um Sprossenextrakte, die gezielt das Senföl Sulforaphan bereitstellen. Sie sind als Pulver oder in Tabletten-/Kapselform erhältlich. Die Tagesdosis liegt hier bei ca. 50 bis 100 g Sulforaphan. Allerdings sollten Verbraucher Dosierung und Einnahmezeitraum angepasst an ihre Voraussetzungen mit dem Arzt absprechen.

Hinweise

Kohlgemüse kann Blähungen verursachen, vor allem, wenn man es nicht gewohnt ist. Nach einer gewissen Zeit sollten diese sich jedoch bessern. Wegen des hohen Gehaltes an Vitamin K ist eine gleichzeitige Einnahme von blutverdünnenden Medikamenten nicht angeraten, wenn Brokkoli täglich, in höherer Menge oder als Nahrungsergänzungsmittel zugeführt wird, da Vitamin K die Wirkung dieser Medikamente aufheben kann. Wer Probleme mit der Schilddrüse hat (insbesondere Jodmangel), sollte ebenfalls auf einen erhöhten oder regelmäßigen Konsum von Brokkoli verzichten, da die Senfölglycoside einen Jodmangel verursachen können.

([1] Michielan A et al., Intestinal Permeability in Inflammatory Bowel Disease: Pathogenesis, Clinical Evaluation, and Therapy of Leaky Gut, Mediators Inflamm. 2015; 2015: 628157, Published online 2015 Oct 25. (5) Lebensmittel mit Serin, Vitalstoff-Lexikon.)

([2]Jennifer L. Kaczmarek et al., Broccoli Consumption Impacts the Human Gastrointestinal Microbiota. In: FASEB Journal Vol. 31, Nr 1 Supplement 965.18.)

([3] Troy D. Hubbard, Gary H. Perdew et al. Dietary broccoli impacts microbial community structure and attenuates chemically induced colitis in mice in an Ah receptor dependent manner. *Journal of Functional Foods*, 2017, Oktober, (Brokkoli als Nahrungsmittel beeinflusst die Struktur der Darmflora und mildert chemisch induzierte Darmentzündung bei Mäusen auf eine Ah-Rezeptor-abhängige Weise).

([4]Yang, G., Bibi, S., Du, M., Suzuki, T., & Zhu, M.-J. (2016). Regulation of the intestinal tight junction by natural polyphenols: A mechanistic perspective. Critical Reviews in Food Science and Nutrition, 57(18), 3830–3839.)

Knochenbrühe

Knochenbrühe zur Behandlung von Leaky Gut? Was auf den ersten Blick etwas seltsam anmutet, hat tatsächlich Hand und Fuß und ist sehr effektiv. Allerdings ist hier nicht die Rede von sogenannter Instant-Brühe, die allseits bekannt ist als Rinder- oder Hühnerbrühe und Bouillon. Denn nur die echte und selbst gekochte Knochenbrühe, wie sie unsere Großmutter mit Liebe und Geduld zubereitete, ist auch bei Leaky Gut eine begleitende Option, die Besserung versprechen kann.

Nun mag manch eine/einer denken: „Was soll ich mich stundenlang in die Küche stellen und eine Knochenbrühe kochen, wenn es doch Brühwürfel und Fleischextrakte gibt?". Doch Achtung, diese industriell gefertigten Instant-Brühen enthalten Zusatzstoffe und Fette und sind einfach nicht das Gleiche wie die ausgekochten Tierknochen, auch was den Collagengehalt und die optimale Verwertung betrifft.

Die urgesunde Knochensuppe

Schon unsere Vorfahren aus der Urzeit wussten, wie sie wertvolle Wirkstoffe aus den Tierknochen gewinnen konnten, um daraus ein stärkendes, energiereiches und heilendes Superfood zu erschaffen.

Früher, zu Großmutters und Urgroßmutters Zeiten war Fleisch eine seltene Gabe auf dem Tisch, und wenn ein ganzes Tier den Weg vom Schlachter in die heimische Küche gefunden hatte, dann wurde alles komplett verwendet, also auch Knochen, Knorpel, Sehnen, Füße und Kopf.

Die Knochenbrühe gehört zu den ältesten Volksrezepten, die auch traditionell als Genesungs- und Stärkungsmittel für Kranke verwendet wird. So kam und kommt sie heute noch bei Erkältungen, Stimmungsschwankungen oder Depressionen sowie bei Knochenproblemen zum Einsatz. Zahlreiche Studien belegen längst die gesundheitsfördernde Wirkung von Knochenbrühe. So ist es auch gar nicht verwunderlich, dass Knochenbrühe in den USA in jüngster Zeit zum In- und Promi-Food avanciert und jeder, der etwas auf seine Gesundheit hält, schlürft hier täglich Knochenbrühe.
Dieser Trend ist sogar schon so weit gediehen, dass es auch Geschäfte mit „Brühe to go" gibt, sodass man anstatt Kaffee nun lieber eine gesundheitsfördernde Kraftbrühe trinkt.

Wie der Name schon erkennen lässt, wird diese Brühe aus Fleischknochen hergestellt. Dazu eignen sich prinzipiell alle Arten von Fleischknochen, ganz klassisch werden Rindermarkknochen oder Hühnerknochen verwendet.

Das lange Auskochen, das durchaus bei der echten und reinen Knochenbrühe länger als einen Tag dauert, wird heute nur selten praktiziert, es bringt allerdings den größten Wirkungsnutzen. In der Regel, und je nach Fleischknochenart, ziehen die Knochen ca. 3 - 6 Stunden, um die wertvollen Inhaltsstoffe zu extrahieren. Je nach Rezept werden noch Suppenfleisch der gleichen Fleischsorte sowie Gemüse und einige andere Inhaltsstoffe, die den Geschmack intensivieren und würzen, hinzugegeben.

Knochenbrühe ist für sich gesehen ein Vitaltrank, kann aber auch die Grundlage für Suppen, Saucen und zur Verfeinerung verschiedenster herzhafter Gerichte bilden.

Was Knochenbrühe kann und wie sie bei Leaky Gut unterstützend hilft

In den Fleisch- bzw. Markknochen sind jede Menge Nährstoffe, Mineralien und Proteine/Aminosäuren enthalten, die der menschliche Organismus für eine Vielzahl von Prozessen benötigt. Durch die Zubereitung der Brühe werden diese wichtigen Nährstoffe extrahiert und praktisch aus den Knochen herausgelöst. Dazu gehören Magnesium, Calcium, Kalium, Gelatine, L-Glutamin und Glycin. Von all diesen hochwertigen Nährstoffen profitieren insbesondere der Verdauungstrakt, das Immunsystem sowie Gelenke, Knochen und Bindegewebe.

In Bezug auf die unterstützende Behandlung von Leaky Gut ist besonders das enthaltene L-Glutamin von Bedeutung, denn diese Aminosäure ist für den Zellaufbau und die Zellerneuerung der Darmschleimhaut unerlässlich, und ein Mangel an L-Glutamin kann zu einer „löchrigen" Darmschleimhaut und somit zu Leaky Gut führen. Wird L-Glutamin zugeführt, kann dies die jeweiligen Löcher reparieren.

Auch das Immunsystem benötigt L-Glutamin, um sich optimal gegen Allergene schützen zu können. Weiterhin beugt die reichhaltige Kombination aus Mineralien und Aminosäuren in der Knochenbrühe anderen Mangelerscheinungen vor, die das Leaky Gut begünstigen.

Eine gute und vor allen Dingen selbst hergestellte Knochenbrühe enthält zudem Collagen und Zink, das wiederum für die körpereigene Collagenbildung unerlässlich ist. Weitere Infos über die Bedeutung beim Leaky Gut lesen Sie im Kapitel „Collagen".

Ein erfreulicher Nebeneffekt der Knochenbrühe zeigt sich übrigens bei der positiven Wirkung auf die Hautgesundheit, denn durch den hohen Collagengehalt können Falten sichtbar gelindert werden. „Brühe to go" ist somit also auch „Antiaging to go".

Knochenbrühe-Rezept

Mit diesem Rezept gelingt es Ihnen, die wertvolle Knochenbrühe selbst zuzubereiten. Sie können auf Vorrat kochen und dann in Behältern oder Eiswürfelformen portionsweise einfrieren.

Verwenden Sie nur Knochen aus artgerechter Weidehaltung, z. B. von Rind, Schwein, Lamm, Huhn, Wild, um beste und schadstofffreie Qualität zu erhalten.

Sie benötigen für etwa 3 Liter:

- 1 kg Markknochen
- 3 Liter Wasser (kalt)
- 2 Esslöffel Apfelessig
- Suppengemüse (Sellerie, Möhren, etc.)
- 2 Zwiebeln
- Salz und Gewürze (Thymian, Rosmarin, Pfefferkörner, Petersilie, etc.)

Reinigen Sie, falls erforderlich, die Markknochen unter fließendem Wasser, legen Sie diese in einen Topf und gießen das Wasser auf, so dass alle Knochen bedeckt sind. Fügen Sie den Apfelessig hinzu, denn dadurch lösen sich die Nährstoffe effektiver aus den Knochen. Bringen Sie das Wasser mit den Knochen langsam zum Kochen und drehen Sie dann auf niedrige Hitze herunter.

Auf der Brühe bildet sich eine schaumige Fettkrone, die direkt abzuschöpfen ist. Nun wird die Brühe mindestens 4 bis 6 Stunden, noch besser 24 bis 48 Stunden, geköchelt (nicht sprudelnd kochen). Beachten Sie: Je länger der Auskochvorgang dauert, umso effektiver der Nährstoffgehalt.

Zwiebeln, Gemüse und Gewürze werden beim klassischen Rezept erst in den letzten zwei Stunden dazu gegeben. Am Ende der Zeit die Brühe abseihen und am besten sofort in Schraubgläser einfüllen. Wenn die Gläser abgekühlt sind, können sie im Kühlschrank ungeöffnet ca. 2 Wochen aufbewahrt werden. Nach Anbruch ist die Knochenbrühe im Glas etwa 3 Tage haltbar.

Darmsanierung

Ziel muss es bei der Behandlung des Leaky Gut immer sein, die löchrige Darmschleimhaut zu schließen, aber auch eine beeinträchtigte Darmflora wieder aufzuforsten.

Damit sich die nützlichen Darmbewohner dauerhaft ansiedeln können, muss zunächst die Darmschleimhaut geschlossen werden. Macht man hier den zweiten Schritt vor dem ersten, indem man die Darmflora versucht aufzubauen, ohne zuvor die Darmschleimhaut zu schließen, wird sich dauerhafter Therapieerfolg kaum einstellen.

Die Grundlage bildet eine umfassende Darmsanierung, die aus mehreren Komponenten besteht. Diese wird auch als Symbioselenkung bezeichnet und hat das Ziel, eine geschädigte Darmflora und -schleimhaut zu regenerieren.

Wie dies gelingt, ist sehr unterschiedlich und wird von jedem Therapeuten anders gehandhabt. Basis sollte dabei immer die individuelle Situation des Patienten sein, die anhand einer Stuhlprobe ermittelt wird. Hier kann genau festgestellt werden, wie stark die Darmflora aus dem Gleichgewicht geraten ist, welche guten und schlechten Darmbakterien in welcher Menge vorhanden sind.

Bei der Behandlung kommen in der Regel Präparate in Form von Probiotika und/oder Präbiotika zum Einsatz. Genauere Informationen hierzu lesen Sie in dem Kapitel „Probiotika und Präbiotika".

Je nach Krankheitsbefund können auch weitere Maßnahmen Bestandteil der Darmsanierung sein, um fehlende nützliche Bakterien im Darm anzusiedeln. Eine seit vielen Jahren bei naturheilkundlich orientieren Therapeuten beliebte Variante besteht in der Verabreichung von Brottrunk. Dieser geht auf den bekannten Bäckermeister Wilhelm Kanne aus dem Münsterland zurück, der ihn nicht nur entwickelte, sondern auch mit sehr großem Erfolg in vielen naturheilkundlich orientierten Praxen und Kliniken etablierte. Basis für dieses Getränk bildete seinerzeit der Gedanke, gesundheitsfördernde Eigenschaften von Brot zu nutzen.

Genau genommen ist Brottrunk ein Lebensmittel, allerdings unterscheidet er sich von herkömmlichen Lebensmitteln dadurch, dass er fast unermesslich große Mengen an Milchsäurebakterien enthält, die über eine hervorragende Regenerationsleistung verfügen.

Insbesondere zeigen sich diese in der Fähigkeit, eine gestörte Darmflora erfolgreich aufzubauen. Dass dies sehr effektiv funktioniert, belegen nicht nur viele wissenschaftliche Untersuchungen, die diesen Wirkmechanismus bestätigen, sondern auch Erfahrungen Tausender Anwender.

Obwohl die Wirkungen vom Brottrunk äußerst beeindruckend sein können, kommt er nicht für jedermann in Frage. Personen mit einer Zöliakie sollten aufgrund des enthaltenen Glutens auf Brottrunk verzichten. Vorsicht walten lassen sollten auch diejenigen mit einer Histamin- oder Glutenintoleranz. Im Unterschied zu Personen mit Zöliakie können häufig kleine Mengen vertragen werden, besonders wenn sie mit Wasser verdünnt werden.

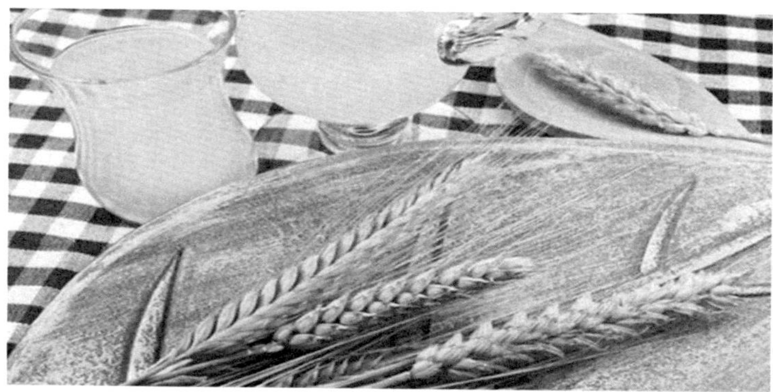

Mit optimaler Verdauung zu optimaler Gesundheit

„Du bist, was du isst" ist keine neue Erkenntnis, sondern eine bekannte Lebensweisheit. Aber müsste es nicht vielmehr heißen „wir leben nicht von dem, was wir essen, sondern von dem, was wir verdauen"? Diese Feststellung jedenfalls machte bereits vor 200 Jahren der bekannte Arzt Christoph Hufeland.

Und wer sich mit dem komplexen Ablauf der Verdauung beschäftigt, kann letztendlich nur zu dem Schluss kommen: entscheidend ist, was der Körper verdaut. Somit ist nicht nur die Qualität unserer Ernährung für unsere Gesundheit maßgebend, sondern mindestens ebenso wichtig ist die Qualität der Verdauung. Funktioniert diese nicht einwandfrei, dann macht auch vermeintlich gesundes Essen krank. Sehr krank sogar, wenn die Beeinträchtigungen der Verdauung gravierend sind.

Verdauung ist ein sehr individueller Prozess und von zahlreichen verschiedenen Faktoren abhängig wie unter anderem von der Verdauungskraft, der Magensäure, dem Vorliegen von Nahrungsmittelallergien oder -intoleranzen, dem Zustand der Darmflora und der genetischen Disposition.

Das gesündeste Essen trägt nicht zum Wohlbefinden und zur Gesundheit bei, wenn der Körper nicht in der Lage ist, dieses zu verdauen. So kann ein nicht trainierter oder gar erkrankter Darm sehr schnell mit den eigentlich als so gesund gepriesenen Vollkornprodukten ernsthafte Probleme bekommen, denn nicht verdaute Nahrungsbestandteile führen im Darm zu Gärungsprozessen, diese wiederum bilden Fuselalkohole, schädigen die Darmflora und belasten die Leber.

Ebenso ist es eine Belastung, wenn trotz Intoleranz unverträgliche Lebensmittel verzehrt werden. Obst gilt ja gemeinhin als äußerst gesund, aber das gilt nur für diejenigen, die es optimal verdauen können. Wenn beispielsweise eine Fructoseintoleranz besteht, dann führt das Essen von Obst unweigerlich zu diversen körperlichen Symptomen. Da kann das Obst noch so gesund und nährstoffreich sein und aus ökologischem Anbau stammen - es fügt Menschen mit einer Fructoseintoleranz mehr Schaden als Nutzen zu.

Entscheidend ist also nicht nur, was oben hineinkommt, sondern noch wichtiger ist: Kann der Körper überhaupt mit den jeweiligen Nahrungsmitteln umgehen?

Verdauungsprobleme gehören im medizinischen Alltag zu den häufigsten gesundheitlichen Beeinträchtigungen. Oft erfolgen hier jedoch nur eine Symptombehandlung und keine Ursachenerforschung. Treten beispielsweise Blähungen auf, gibt es blähungslindernde Präparate, ohne sich jedoch auf die Suche nach dem Verursacher der Blähungen zu begeben.

Verdauungsstörungen sind heutzutage ein großes Thema und basieren auf einem Cocktail aus zunehmendem Wohlstand, Nahrungsüberfluss, denaturierten Lebensmitteln, Zuckerkonsum und Bewegungsmangel. Die hieraus resultierende Zunahme von immer mehr Zivilisations- und Wohlstandkrankheiten ist nicht mehr zu übersehen.

Verdauung ist ein sehr komplexer individueller Vorgang des Körpers und fordert dem Organismus teils Höchstleistungen ab. Dabei ist Verdauung nichts anderes als die Umwandlung der Nahrung in Bestandteile, die der Körper verwerten kann. Die Energie, die der Körper zum Atmen, Denken, Bewegen, Essen, Schlafen, für Stoffwechselprozesse und noch viel mehr benötigt, gewinnt der Körper aus der Nahrung.

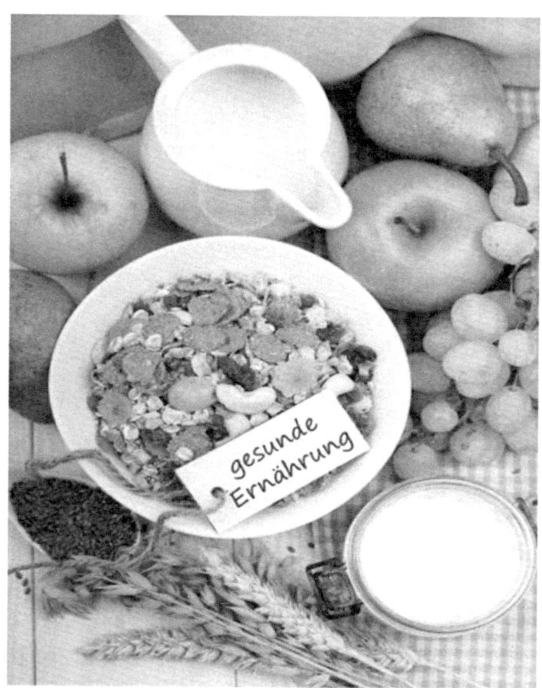

Die Aufgabe der Verdauung ist es, Nahrung, die wir – bestehend aus Kohlenhydraten, Fetten, Vitaminen, Mineralien und Eiweißen – zu uns nehmen, in mikroskopisch kleine Partikel aufzuspalten, die von den Körperzellen aufgenommen werden können. Die Zellen benötigen diese Nahrungsbestandteile zur Energiegewinnung, Instandhaltung und für Reparaturvorgänge.

Die Aufspaltung geschieht mit Hilfe von Enzymen und beginnt bereits mit dem Speichel im Mund. Durch das Kauen entsteht vermehrter Speichel mit dem Enzym Amylase, so dass ausreichend langes Kauen wichtig ist. Schon der legendäre österreichische Arzt Dr. F.X. Mayr, der für seine Ernährungswissenschaften bekannt ist, empfahl seinerzeit also nicht grundlos, jeden Bissen am besten bis zu vierzig Mal zu kauen.

An der Speichelbildung sind die drei Drüsen Ohrspeicheldrüse, Unterkieferdrüse und Unterzungendrüse beteiligt. Dabei leisten sie Schwerstarbeit, denn täglich werden 1 bis 1,5 Liter Speichel gebildet. Mit Hilfe des Enzyms Amylase werden die ersten chemischen Verbindungen geknackt und Kohlenhydrate wie Mehl und Zucker „bearbeitet".

Der Verdauungskanal reicht vom Mund über die Speiseröhre, den Magen, Dünndarm, Dickdarm bis hin zum Darmausgang (After) und verläuft über eine Länge von neun bis zwölf Metern.

Die Darmlänge beträgt zwischen 5,5 und 7,5 Metern, wovon der Dünndarm 4 bis 6 Meter und der Dickdarm 1,5 Meter lang ist. Vom Mund zum Magen benötigt ein Bissen vier bis acht Sekunden. Ein Schluck Wasser ist noch schneller und erreicht den Magen bereits in einer Sekunde.

Die Nahrungsumwandlung beginnt mit den Speichelenzymen beim Kauen und wird im Magen durch Salzsäure und das Enzym Pepsin ergänzt, die für die Zerlegung von festen Bestandteilen wie beispielsweise Knorpel und Knochen zuständig sind. Die Fettverdauung erfolgt durch die Galle der Leber, die es schnell übelnimmt, wenn man mal wieder zu fetthaltig gegessen hat.

Wichtiger Teamplayer von Leber, Galle und Bauchspeicheldrüse ist der Dünndarm. Während die Bauchspeicheldrüse mit verschiedenen Enzymen und alkalischen Säften zur weiteren Nahrungsverwertung beiträgt, liefert die Leber Gallensaft in den Dünndarm, um die fetthaltigen Speisen zu verdauen.

Im Darm wird der bisher entstandene Nahrungsbrei von Mikroorganismen zerlegt, so dass die benötigten Nährstoffe anschließend über die Darmschleimhaut in die Blutbahn weitergeleitet werden. Über die Blutbahn gelangen sie schließlich an die jeweiligen Bestimmungsorte wie Muskeln, Gehirn oder Herz.

Wird die Nahrung nicht ausreichend verdaut, werden die Zellen nicht mit den erforderlichen Nährstoffen versorgt, die sie für ihre Funktionen benötigen. Und dies kommt in der heutigen schnelllebigen und hektischen Zeit sehr oft vor. So bilden in Amerika verdauungsbedingte Erkrankungen mittlerweile die drittgrößte Kategorie von Erkrankungen. Man geht davon aus, dass in den USA bis zu 70 Millionen Menschen von krankhaften Verdauungsproblemen betroffen sind, und die Anzahl der Betroffenen nimmt stetig zu.

Zurückzuführen ist dies sehr oft darauf, dass die Mahlzeiten nicht nur in Hektik herunter geschlungen werden, sondern meistens aus darmschädigendem Fast Food oder stark zuckerhaltigen Lebensmitteln bestehen.

Ein weiterer Faktor sind die in bedenklichem Ausmaß zunehmenden Einflüsse, die zur Schädigung der Darmflora beitragen wie die übertriebene Einnahme von Antibiotika, Cortison und Belastungen mit Schwermetallen und weiteren Umweltschadstoffen.

Um die Verdauung zu optimieren, sind vielschichtige Unterstützungsmaßnahmen sinnvoll. Neben der Verabreichung von Verdauungsenzymen ist meistens auch die Einnahme von Probiotika und/oder Präbiotika und Bitterstoffen erforderlich.

Ist zu wenig Magensäure vorhanden, kann diese mit entsprechenden HCL-Kapseln zugeführt werden. Lesen Sie hierzu auch das Kapitel „Magensäuremangel als Ursache für Leaky Gut" und „Regeneration des Leaky Gut mit Präparaten und Lebensmitteln".

Magensäureproduktion anregen - so gelingt es

Wenn ein Magensäuremangel vorliegt, ist dies keine Situation, die auf Dauer bestehen bleiben muss, denn durch verschiedene Faktoren kann die Produktion der Magensäure wieder angeregt werden.

- Zufuhr und Aufnahme von Bitterstoffen durch entsprechende Lebensmittel wie z. B. Grapefruit, Zitrone, Ananas, Löwenzahn, Rucola, Apfelessig, Sauerkraut
- Frische Kräuter in den Speisen wie Salbei, Thymian, Kresse, Rosmarin, Lorbeer
- Anregende Gewürze: Chili, Pfeffer, Kümmel, Muskat, Curry
- Kräuterbitter: Fertige oder selbst hergestellte Kräuterextrakte, die vor oder nach den Mahlzeiten eingenommen werden
- Salzzufuhr: Meersalz oder Steinsalz in richtig dosierter Menge (nach Geschmack)
- Nahrungsergänzungs-Präparate: Zink, Eisen, Vitamin C
- Nach ärztlicher Rücksprache: HCL- und Pepsin-Kapseln (frei verkäuflich erhältlich)
- Nicht während des Essens trinken, da sonst die Magensäure verdünnt wird, was die Zersetzung erschwert
- Käse in Maßen und kleinen Mengen genießen, da er viel Magensäure zur Verdauung beansprucht
- Einseitige Ernährung vermeiden, insbesondere zu große Eiweißmengen in einer Portion, da die Verdauung damit überfordert ist

Stress und Leaky Gut

Auch wenn er häufig wie ein Auslöser für Alles und Jedes daherzukommen scheint – der heutige weit verbreitete Stress – so ist er tatsächlich an vielen körperlichen Reaktionen deutlich mehr beteiligt als wir es meistens wahrhaben oder es uns eingestehen wollen.

Ja, es geht sogar so weit, dass Stress einen Einfluss auf jede einzelne Körperzelle hat. Und dabei ist es ganz egal, ob der Stress emotionaler, umweltbedingter oder physikalischer Natur ist. Und je länger der Stress anhält, umso deutlicher und nachhaltiger wirkt er sich auf den menschlichen Körper aus und hinterlässt seine Spuren. Und von alldem bleiben auch der Darm und all die hieraus resultierenden Krankheitsprozesse nicht verschont.

Der ganze damit verbundene Verdauungstrakt reagiert auf Stress äußerst empfindlich, und mit ihm auch die Darmschleimhaut. Es ist hinlänglich bekannt, dass Personen, die sich im Dauerstressmodus befinden und keinen Ausgleich mehr haben, häufig Magen-Darm-Beschwerden aufweisen. Der Reizdarm ist hier ein großes Thema. Aber auch anhaltende Verstopfung, Durchfall, Blähungen, Übelkeit, ein schwerer Magen sind Probleme, die zeigen, dass der Verdauungstrakt in direktem Zusammenhang mit Stresshormonen steht.

Wie eng die Organe des Verdauungstraktes mit dem Gehirn verbunden sind, zeigt allein schon ein Blick auf altbekannte Redewendungen. So kommen die Lebensweisheiten „Der Darm ist das Gehirn des Bauches" oder „Der Bauch ist das zweite Gehirn" auch nicht von ungefähr.

Ebenso deutlich zeigt sich diese Verbindung, wenn einem „etwas auf den Magen schlägt". Damit sind Ereignisse und Situationen gemeint, die keineswegs erfreulich, sondern belastend sind.

Und wo bemerken schließlich die meisten Menschen Reaktionen ihres Körpers, wenn sie sich aufregen und ärgern? Im Bauch. Da hat man plötzlich das Gefühl, der Magen dreht sich herum, man bekommt vor Aufregung Durchfall oder man kann vor lauter Nervosität gar nichts essen und bekommt keinen einzigen Bissen herunter.

Die Reaktionen sind sehr individuell, aber dennoch ist es bei den meisten Menschen gleich: Sie bemerken ihren Ärger im Verdauungstrakt. Oder wo fliegen die Schmetterlinge und Flugzeuge herum, wenn Menschen sich neu verlieben? Im Bauch!

Aufgrund dieser engen Verbindung von Kopf und Verdauung können sich Stress und negative Gedanken sehr stark auf die Verdauungsorgane auswirken. Chronischer Stress führt dazu, dass die Zellen des Verdauungstraktes nicht mehr mit den erforderlichen Nährstoffen sowie Sauerstoff und Glukose versorgt werden können. Und so ist es nicht verwunderlich, dass sich Stress auch bei einem durchlässigen Darm äußerst negativ auswirkt.

Alarm im Körper - Was Stress im Organismus in Gang setzt

Grundsätzlich reagiert unser Körper auf positiven wie negativen Stress mit evolutionsbedingten Vorgängen und versetzt den Körper in Alarmbereitschaft. Herzschlag und Atmung werden schneller, der Blutdruck steigt, die Mobilisationshormone Adrenalin und Noadrenalin werden ausgeschüttet.

Der Körper bündelt Energie, um auf die Anforderung mit erhöhter Leistungsbereitschaft reagieren zu können. Dazu wird allerdings die Magen-Darm-Tätigkeit inklusive der Produktion von Magensäure heruntergefahren, da gerade die Verdauung sehr viel Energie beansprucht. Das wissen wir auch aus eigener Erfahrung, wenn wir nach einer üppigen Mahlzeit plötzlich sehr müde werden. Diese Energie muss aber nun zur Stressbewältigung zur Verfügung stehen.

Auf die hohe Anspannung, die Leistungsbereitschaft und den Energieverbrauch erfolgt dann regulär die Erholungsphase zur Regeneration und zur Bildung von neuen Energiereserven, schließlich müssen die anderen Organe, darunter auch der Darm, ihre Arbeit wieder normal weiterverrichten können. Bei negativem Stress fehlt diese Erholungsphase oder sie kann nicht umgesetzt werden. Hält dieser Zustand an, so geraten dauerhaft wichtige Prozesse im Körper aus den Fugen.

In Verbindung mit verschiedenen Medikamenten, die auch die Darmschleimhaut angreifen, entsteht so ein Teufelskreis.

Hinzukommen nicht selten Stimmungsschwankungen und Depressionen, die einerseits durch die Beschwerden, die das Leaky Gut Syndrom hervorruft, und andererseits durch die anhaltenden negativen Stressoren begünstigt werden. Nur wenn die Ursache, also der negative Stress, beseitigt wird, kann auch die Therapie vom Leaky Gut erfolgreich und nachhaltig gelingen.

Bauch und Kopf und ihre intensive Verbindung

Bauch und Kopf sind keine voneinander getrennten Elemente, auch wenn wir gerne zwischen Bauch- und Kopfgefühl unterscheiden. Emotionen und Empfindungen lösen die Ausschüttung von Hormonen und den Informationsaustausch zwischen Gehirn und Magen-Darm-Trakt aus. Das trifft sowohl auf gute als auch schlechte Hormone oder Informationen zu. Nehmen wir als Beispiel das „Verliebtsein".

Wir sind nervös, unruhig, der Puls schlägt schneller, das Herz macht Sprünge. Keineswegs ist uns flau im Magen, eher ist es ein angenehm kribbelndes Gefühl. „Mir ist flau im Magen", sagen wir hingegen, wenn uns eine bevorstehende Situation Angst macht, wir Lampenfieber verspüren und wir nicht absolut über den Dingen stehen können. Und dann sind da noch die absolut unangenehmen Empfindungen, die wir auch im Bauch regelrecht spüren: „Das schlägt mir auf den Magen" oder „Das ist wie ein Schlag in die Magengrube".

Das berühmte Bauchgefühl, das sich wie eine „Warnfunktion" vor und in manchen Situationen bemerkbar macht, ist ebenfalls eine direkte Verbindungsoption zum Gehirn und hier insbesondere zum Langzeitgedächtnis, in dem alle Erfahrungen gespeichert sind. Blitzschnell erfolgt ein Abgleich von bereits Erlebtem mit der neuen Situation, und vom Kopf gehen die Informationen dann regelrecht in den Bauch.

Gehirn und Darm stehen permanent miteinander im Austausch und kommunizieren über Botenstoffe verschiedenster Art. Dazu gehören auch Botenstoffe, die in den Nervenbahnen der Darmwände gebildet werden. Und diese Kommunikation ist wichtig, damit der gesamte Verdauungsprozess optimal gesteuert werden kann. So werden Informationen zur Geschwindigkeit der Verdauung und auch der Ausschüttung von Verdauungssäften, darunter Magensäure, weitergegeben.

Stressbotenstoffe und Stresshormone, die andauernd aktiv sind, stören diese Kommunikation, was zu vielfältigen Fehlfunktionen führt. Die Darmschleimhaut hat mit Entzündungsreaktionen zu kämpfen, für die schädliche Stresshormone verantwortlich sind und das, obwohl schon genügend andere Bakterien am Werk sind.

Positiver Stress hingegen (Eustress) fördert die Ausschüttung von Glückshormonen und kann somit auch die Aktivierung von Selbstheilungskräften in Gang setzen. Positiver Stress führt zwar nach hoher Anspannung auch zur Erschöpfung, aber gleichzeitig ist diese Erschöpfung von Erfolg, Zufriedenheit und positivem Erleben gekrönt, was bei negativem Stress nicht der Fall ist.

CRH - Ein Stresshormon mit unangenehmen Folgen

Wenn wir negativem Stress gleich welcher Art ausgesetzt sind, schüttet das Gehirn Hormone aus, die sich auch insbesondere auf den Magen-Darm-Trakt mehr als ungünstig auswirken. Eine erhöhte Produktion von Stresshormonen ist bekannt dafür, dass sie zur Entstehung vom Leaky Gut beiträgt.

Darunter das Corticotropin Releasing Hormon, kurz CRH, das Entzündungen hervorrufen kann. Es gehört zu den Aminosäureverbindungen, die im vegetativen Nervensystem Einfluss auf die Stressbewältigung haben. CRH aktiviert die Mastzellen im Darm, die als Wächter der Darmbarriere agieren. Die wichtige Aufgabe der Darmmastzellen ist es, zu vermeiden, dass Bakterien durch die Darmschleimhaut in das Körperinnere gelangen. Sie lassen nur die wichtigen Nährstoffe passieren.

Studien, die an Menschen und Tieren durchgeführt wurden, konnten belegen, dass die Anzahl der Mastzellen durch die Ausschüttung von CRH einen deutlichen Anstieg verzeichneten.

Die Mastzellen sind ein Speicher für Histamin, einem Botenstoff, der in Stresssituationen die Achtsamkeit und Konzentration hochhält und somit auch wieder Energie beansprucht. Werden die Mastzellen aktiviert, dann steigt der Histaminspiegel deutlich an.

Negativer langanhaltender Stress ohne Ruhephasen und ein Herunterfahren führt dauerhaft zu einer hohen Ausschüttung von Histamin und damit zu einer Belastung für den Organismus.
Werden dann auch noch histaminreiche Nahrungsmittel zugeführt, so kann eine Histaminunverträglichkeit daraus resultieren, weil dem Körper ausreichende Mechanismen fehlen, um der Überflutung mit Histamin entgegenzutreten.

Negativer Stress und seine Kettenreaktionen, die Leaky Gut begünstigen

Negativer Stress löst eine Reihe von Kettenreaktionen aus, die ihrerseits für die Entstehung von Leaky Gut verantwortlich sein können.

Ein Beispiel:

Frau X leidet seit Monaten unter einer starken Doppelbelastung, da sie ihre kranke Mutter pflegt und einem Vollzeitjob nachgeht, der ihr alles abverlangt. Für Frau X wird die Situation belastend und verursacht negativen Stress. Zur Beruhigung raucht sie immer mehr und trinkt jede Menge Kaffee, um wach zu bleiben. Bei der Ernährung geht es drunter und drüber, der schnelle Zuckerkick ersetzt gesunde Mahlzeiten.

Frau X leidet häufiger als früher unter Erkältungskrankheiten und nimmt nun auch öfter Antibiotika und andere Medikamente, weil ein Auskurieren ihrer Krankheiten aufgrund der hohen Belastung nicht möglich ist. Auch ihr normaler Schlafrhythmus ist erheblich gestört, da sie keine Ruhe finden kann und bis tief in die Nacht beschäftigt ist. Sie wird immer unzufriedener mit ihrem Leben, es stellen sich depressive Verstimmungen ein.

Im Fall von Frau X kann Stress schon als ein Hauptauslöser für Leaky Gut gesehen werden, denn er zieht alle negativen Komponenten nach sich, die auch für Leaky Gut ausschlaggebend sein können.

Die Folgen und Beschwerden, die Leaky Gut und negativer Stress zusammen auslösen, ergeben gleichzeitig immer wieder neuen negativen Stress. Eine Spirale, die nie aufhört, wenn nicht dagegen gesteuert wird. Bereits im Jahr 2001 erschien eine kanadische Studie (Söderholm et al.), die darlegt, dass Stress Funktionsprobleme der Darmbarriere verursachen kann. Insbesondere lang oder dauerhaft anhaltende Distress-Phasen, wie sie z. B. bei Trauer, Trennung, Mehrfachbelastungen durch Arbeit, Familie, Pflege, Mobbing am Arbeitsplatz zu verzeichnen sind, sollten hier genauer betrachtet werden.

Auch Depressionen, die durch verschiedenste Grunderkrankungen, als Nebenwirkung von Medikamenten, Lebensereignisse oder Angstzustände entstehen, zeigen ihre Auswirkungen auf die gesunde Darmflora und den Verdauungsprozess, weil wieder ein schlechtes Rädchen ins nächste greift und die eigene ungesunde, teils auch zerstörerische, Lebensweise nicht mehr richtig wahrgenommen wird.

Lösung: Stress abbauen und die biologische Ordnung wieder herstellen

Erfahrene Therapeuten gehen davon aus, dass die Reduzierung von Stress die wichtigste Grundlage ist, um ein Leaky Gut erfolgreich therapieren zu können. Die Behandlung sollte also möglichst immer einen ganzheitlichen Ansatz verfolgen, sodass chronisch negativer Stress abgebaut und langfristig vermieden wird. Das gelingt einerseits durch Entspannung und andererseits durch ein Umdenken im Leben und mitunter sogar eine Lebensumstellung. Bestehende Depressionen oder Ängste sollten mit therapeutischer Hilfe angegangen werden, um Ursachen, die negativen Stress auslösen oder verstärken, zu beseitigen.

Empfehlenswert sind außerdem Autogenes Training, Meditationen, Qi Gong und Entspannungsübungen nach Jacobsen. Auch regelmäßige Anwendungen einer Chi-Maschine und das Hören von Entspannungsmusik können sehr effektiv zur Stressreduzierung beitragen. Hier gilt es, die persönlich passende Entspannungsmethode herauszufinden. Wenn sich jemand mit klassischen Entspannungsübungen schwertut, kann ein täglicher Spaziergang oder Gartenarbeit diese ersetzen.

Wenn wir den Körper als eine Maschine sehen, die ebenso mit Energie läuft wie die Waschmaschine oder die Spülmaschine, dann würden wir gleich erkennen, dass eine Überlastung der technischen Maschinen irgendwann zum Defekt führt. Im Körper dauert das schon sehr lange und ist meistens ein schleichender Prozess.

Interessanterweise wissen die meisten Menschen besser darüber Bescheid, wie ihre Waschmaschine funktioniert, als darüber, wie der eigene Körper arbeitet. Der hat auch seine „Zeiten“, den so genannten Biorhythmus, der eingehalten werden will.

So ist nachts die Zeit der absoluten Regeneration, der Zellerneuerung, die leeren Energiespeicher werden wieder aufgefüllt. In der Zeit zwischen 23 Uhr und 4 Uhr erfolgt eine umfangreiche Entgiftung, die aber nur dann gelingen kann, wenn die Schlafphase eingeleitet ist. Das bedeutet auch, dass die Verdauung noch aktiv ist.

Dennoch sollte man dem Darm vor dem Zubettgehen nicht noch mehr aufbürden, denn er ist noch mit den Mahlzeiten vom Tag beschäftigt. Erst zwischen 6 und 7 Uhr ist eine erneute Energiezufuhr angeraten, die dann auch wieder den Stoffwechsel aktiviert.

Eine gesunde, ausgewogene Ernährung zu festen Tageszeiten und in einem Abstand von etwa 5 Stunden hält die Verdauung im Gleichgewicht. Also: Achten Sie auf Ihren Biorhythmus!

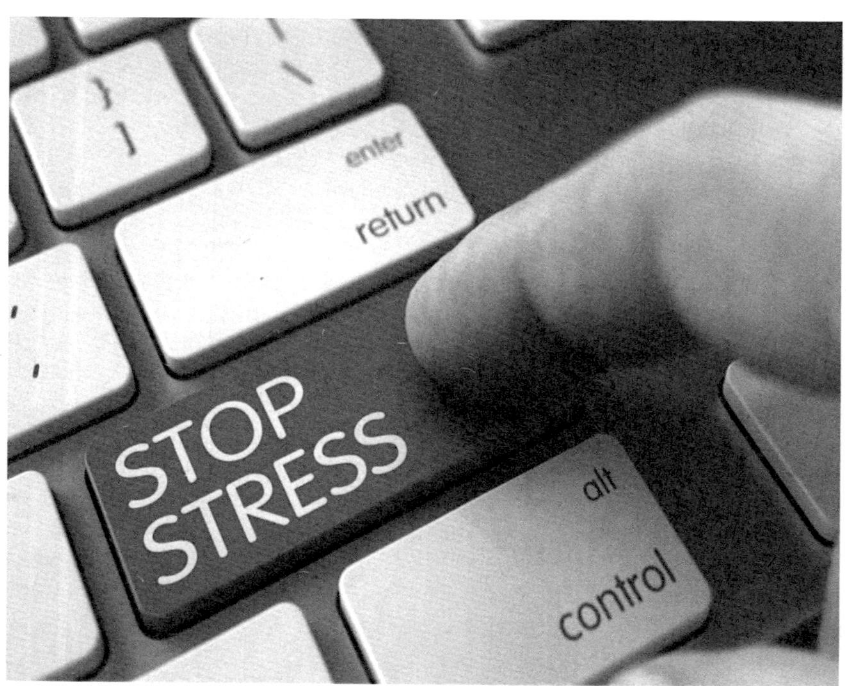

Sport und Bewegung

Sport und Bewegung sind sehr effektive Therapiemaßnahmen beim Leaky Gut. Und dies sogleich auf mehreren Ebenen.

Da ist auf der einen Seite die Aktivierung des Immunsystems, auf der anderen die Stressreduzierung – beides wichtige Voraussetzungen, um die Darmgesundheit auf Vordermann zu bringen. Die Hormone und der Blutzucker werden ausgeglichen, die Energie wird gesteigert, das Immunsystem wird stimuliert, Anspannungen werden gesenkt, die Entgiftung wird vorangetrieben, der Schlaf wird verbessert und noch vieles mehr.

Hinzu kommen die Anregung der Darmfunktion, aus der sich regelmäßige Stuhlgänge ergeben, sowie die Unterstützung der Entgiftung und eine verbesserte Durchblutung aller Organe. Möglich wird all dies, indem sich körperliche Aktivitäten wie eine Art Massage auswirken.

Dabei ist nicht erfolgsentscheidend, wie intensiv die Bewegungs- und Sportarten betrieben werden, sondern es geht vielmehr um regelmäßige Anwendungen moderater Aktivitäten. Hingegen sind anstrengende Workouts zu vermeiden und eher kontraproduktiv.

Es ist empfehlenswert, sich nie mit irgendeiner Form von Übung zu verausgaben, denn es besteht die Gefahr, dass die Vorteile der Übungen minimiert werden. Insbesondere durch sich kontinuierlich wiederholende Kardioübungen, wie zum Beispiel Laufen, Aerobic, Spinning oder ausgiebigem Training auf Crosstrainern kann es zu Überanstrengungen kommen.

Ziel ist es vielmehr, Energie zu tanken, welche über den Tag stets aufgefrischt werden kann. Zudem ist es sinnvoll, die Übungseinheiten langsam über einen längeren Zeitraum aufzubauen. So haben der Körper und das Nervensystem Zeit, sich an die neuen Herausforderungen zu gewöhnen.

Ideal sind tägliche Verdauungsspaziergänge. Anstatt nach einer Mahlzeit satt und müde vor dem Fernseher herumzuhängen oder gar einzuschlafen, währenddessen der Nahrungsbrei fast bewegungslos im Verdauungstrakt verweilt und hier ungünstige Verdauungsprozesse auslöst, sorgt moderate Bewegung nach dem Essen für eine Aktivierung des Geschehens und somit zu einer schnelleren Passage des Nahrungsbreis.

Weitere ideale Sport- und Bewegungsarten zur Unterstützung der Darmgesundheit sind Nordic Walking, Wandern, Radfahren, Yoga, Tai Chi, Qi Gong, Gymnastik und Übungen mit Gewichten, allerdings nicht unmittelbar nach einer großen Mahlzeit. Für trainierte Personen ist auch moderates Joggen zu empfehlen.

Von Mensch zu Mensch ist es unterschiedlich, welche Sport- und Bewegungsarten letztlich die richtigen sind. Was für einen selbst gut ist, kann für andere schlecht sein. Doch wurde einmal die passende Art gefunden, dann kann diese mehrfach helfen.

Unabhängig von der jeweiligen Sport- und Bewegungsart sollte darauf geachtet werden, dass eine Stärkung der Muskulatur erreicht wird, und zwar nicht nur die des Bauches, sondern auch der Wirbelsäule. Zwar sagt jeder Orthopäde, dass eine starke Rückenmuskulatur die beste Vorsorge gegen Bandscheibenprobleme sei, aber dass diese auch maßgeblich für die Bauchgesundheit ist, wird vielfach nicht erwähnt.

Beide Muskelpartien stärken sich gegenseitig. Besteht eine kräftige Bauchmuskulatur, stabilisiert dies automatisch die Wirbelsäule. Und eine stabilisierte Wirbelsäule schafft wiederum Druck in der Bauchhöhle. Es ist der entstandene Druck, der für die Stimulation von einigen inneren Organen entscheidend ist, damit der Nahrungsbrei effektiv durch den Verdauungstrakt gelangt, ohne dass Verstopfungen auftreten.

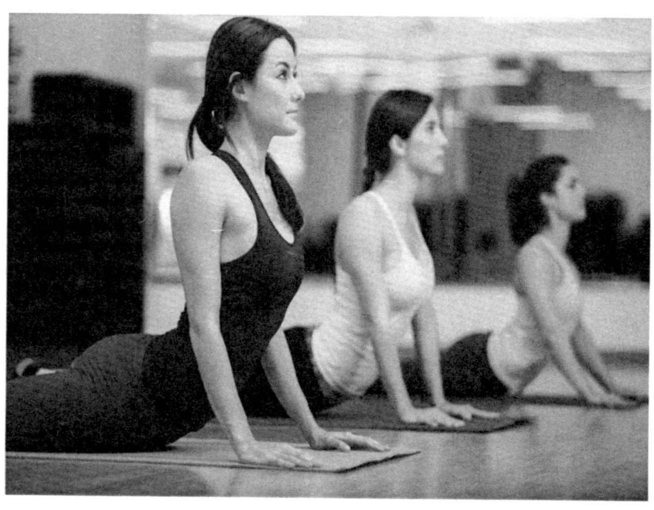

Die Bauch- und Rückenmuskulatur

Schon allein der Gedanke an die Bauch- und Rückenmuskeln aktiviert die Schweißperlen. Denn Übungen für diese Körperregion sind immer anstrengend, nervig und manchmal auch richtig gnadenlos. Und ist man bereits im fortgeschrittenen Alter, dann kommt auch schnell das schlechte Gewissen um die Ecke, wenn man an seine längst erschlafften Rettungsringe denkt, die von einer jahrelang vernachlässigten Körperregion zeugen.

Dabei geht es zunächst um optische Dinge und nicht um gesundheitliche. Denn es ist nie schön, im Sommer ein, zwei oder noch mehr Rettungsringe unter engen T-Shirts verstecken zu müssen. Aber dass dieser muskelarme und überflüssige Bauchspeck auch noch gesundheitliche Risiken mit sich bringt, das blendet man am liebsten aus.

Dabei zeigt ein genauerer Blick auf die Anatomie ganz deutlich, wie wichtig die Muskeln in dieser Körperregion tatsächlich sind und sich sogar spürbar auf die Darmgesundheit auswirken. Bauchmuskeln sind die einflussreichsten Muskeln, die den Verdauungstrakt umhüllen und sich hier wie ein natürlicher Gürtel ausbreiten. Damit wird alles, was sich im Bauchbereich befindet, an Ort und Stelle gehalten und ordentlich zusammengezurrt.

Besonders effektiv gelingt dies aber erst, wenn auch die Rückenmuskulatur intakt ist, denn nur in Kooperation mit dieser kann die Bauchmuskulatur ein stabiles Rumpfkorsett bilden. Das ist notwendig, um die inneren Organe zu schützen, denn sonst wären diese durch ständige Bewegungen wie Verbeugen, Tragen, Drehen, Heben und vielen anderen täglichen Aktivitäten Gefahren schutzlos ausgeliefert.

Neben der Schutzfunktion übt die hier ansässige Muskulatur noch weitere wichtige Funktionen aus wie unter anderem die Unterstützung der Verdauungsorgane. Je kräftiger nämlich die Bauchmuskulatur ist, umso besser kann sie zu einer regelmäßigen Verdauung beitragen. Sicher ahnen Sie jetzt, was kommt – vor den Erfolg haben die Götter den Schweiß gesetzt – das ist leider auch bei den Bauchmuskeln nicht anders und bedeutet also – ran an den Bauchspeck und runter von der Couch. Denn regelmäßige körperliche Bewegung mit gezielten Bauch- und Rückenübungen sind für schicke Bauchmuskeln unerlässlich.

Bauch- und Rückenübungen

Die Holzhack-Übung

Mit dieser Übung gelingt es, die Verdauung zu stimulieren, aber auch Entspannung herbeizuführen.

Die Haltung des Körpers ist aufrecht, die Füße zeigen leicht nach außen, die Arme bleiben entspannt an der Seite.

Während des Einatmens werden die Arme über den Kopf gehoben und die Hände zusammengeführt. Diese Position bis zum Ausatmen halten.

Beim Ausatmen die zusammengehaltenen Hände nach unten führen und die Taille so beugen, als ob tatsächlich mit einer Axt Holz gefällt wird.

Am Ende der Bewegung einen Moment pausieren, bevor in die ursprüngliche Haltung zurückgekehrt wird.

Neigende Kobra

Diese Übung steigert den Energiepegel und die Mobilität der Brustwirbelsäule.

Hierbei legt man sich mit dem Bauch entspannt auf den Boden. Das Gesicht ist nach unten gerichtet. Die Arme bleiben seitlich am Körper angelegt.

Langsam tief einatmen und die Brust nach oben heben. Dabei die Schulterblätter zusammenpressen. Die Arme so drehen, dass die Handflächen nach außen und die Daumen nach oben zeigen. Die Zehen berühren hierbei den Boden.

Der Kopf und der Nacken bilden eine Linie. Jedoch Vorsicht, der Kopf sollte nicht nach hinten kippen. Die Position wird solange gehalten, bis ausgeatmet wird. Das langsame Senken der Brust findet zeitgleich zum langsamen Ausatmen statt.
Sollten im Unterkörper Spannungen auftauchen, kann es helfen, das Gesäß anzuspannen, bevor die Übung begonnen wird.

Rückenstrecker

Vor dem Einschlafen legt man sich ausgestreckt auf den Bauch und drückt die Fußspitzen nach unten.

Bauch und Po werden fest angespannt, Arme und Hände ausgestreckt. Die Daumen zeigen dabei nach oben.

Langsam hochheben und ca. 15 Sekunden in dieser Position verbleiben.

Stuhlübung für Anfänger

Diese Übung ist besonders für Personen mit einer sehr schwachen Bauch- und Rückenmuskulatur geeignet.

Die Beine werden auf die Stuhlsitzfläche gelegt. Der Oberkörper liegt auf dem Boden. Die Arme werden aus der Rückenlage heraus nach vorne gestreckt. Dabei werden der Kopf und die Schultern leicht angehoben.

Nach ein paar Sekunden wird der Oberkörper wieder abgelegt.

Hüftextension

Diese Übung eignet sich für Personen, die bereits seit längerer Zeit keine gymnastischen Übungen mehr absolviert haben.

Es wird mit dem Rücken auf dem Boden begonnen. Die Knie sind angewinkelt und die Füße stehen flach auf. Die Arme liegen seitlich neben dem Körper. Nun wird langsam die Hüfte gehoben, das Gesäß zusammengepresst. Die Fersen drücken fest auf den Boden.

Die Knie bilden eine Linie mit der Hüfte, Wackeln der Knöchel nach innen oder außen sollte vermieden werden. Ca. 15 Sekunden in dieser Position verbleiben, dann die Hüfte langsam wieder zum Boden senken.

Wenn bei dieser Übung Spannungen im Unterkörper auftreten, kann es hilfreich sein, das Gesäß anzuspannen, bevor die Übung begonnen wird.

Colon-Hydro-Therapie

Die Darmreinigung als solche ist keine Erfindung unserer Zeit, sondern hatte schon in alten Kulturen der Chinesen, Ägypter und Griechen Tradition. Allerdings hat sich die Art und Weise und somit auch die Effektivität weiterentwickelt. Eine der modernsten Varianten bietet heute die sogenannte Colon-Hydro-Therapie, die ursprünglich aus der Raumfahrtforschung der NASA stammt und seinerzeit für Astronauten im Weltall entwickelt wurde.

In den USA hat die Colon-Hydro-Therapie bereits in den frühen 70-er Jahren in der Naturheilkunde Einzug gehalten und wird hier als eine Weiterentwicklung der klassischen Einläufe betrachtet.

In ihrem Buch „I was poisened by my body" berichtet die amerikanische Naturheilkundeärztin Gloria Gilbere über ihren eigenen langjährigen Weg aus der Selbstvergiftung ihres Körpers. Neben vielen Therapien zählt sie die Colon-Hydro-Therapie zu den wichtigsten, sie sagte sogar: „Die Colon-Hydro-Therapie rettete mir das Leben".

Mit Hilfe der Colon-Hydro-Therapie ist es möglich, den Dickdarm hygienisch und schmerzfrei auf seiner gesamten Länge von 1,80 Metern zu reinigen und krankmachende Bestandteile aus dem Dickdarm zu entfernen.

Dies erfolgt, indem in einem geschlossenen System über ein Plastikspekulum warmes Wasser in den Dickdarm eingeführt wird. Im Gegensatz zu einem Einlauf werden in vom Therapeuten regulierten Intervallen nach und nach Wassermengen eingeflößt. Dadurch wird verhindert, dass es nicht zu einer schnellen Überdehnung und Reflexausübung des Enddarmes kommt.

Somit ist es möglich, dass der Darminhalt aufgeweicht wird, so dass auch an der Darmwand anhaftende Stuhlrückstände, Bakterien, Parasiten und Pilznester entfernt werden können. Dieser Prozess wird durch die Bauchmassage, die der Therapeut während der Anwendung durchführt, sehr effektiv unterstützt.

Man kann selbst verfolgen, was den Körper tatsächlich verlässt, denn der gelöste Darminhalt passiert auf dem Weg in die Kanalisation ein Sichtfenster im Colon-Hydro-Gerät. Oftmals werden monatelang, teilweise sogar über Jahre hinweg im Darm festsitzende Kotreste gelöst! Zusammen mit dem Therapeuten kann man die Dinge im Sichtfenster beobachten. Neben den hieraus durchaus lustigen Begebenheiten, die sich hierbei ergeben können, ziehen erfahrene Therapeuten aus den Ausscheidungen wichtige Rückschlüsse auf das Darminnenleben. Unter Umständen kommen hier sogar Nahrungsreste zum Vorschein, die man vor Wochen oder sogar Monaten gegessen hat. Es klingt unglaublich, aber es ist tatsächlich möglich.

Die Beseitigung der belastenden Darmschlacken ist insofern wichtig, weil diese Reizungen und Entzündungen an der Darmschleimhaut auslösen können. Durch die Colon-Hydro-Therapie heilen diese wesentlich besser ab, und zudem kann sich die Darmflora schneller regenerieren.

Bei der Colon-Hydro-Therapie kommt es unweigerlich dazu, dass nicht nur die schädlichen Bakterien, sondern auch die nützlichen ausgespült werden. Hieraus resultiert die Notwendigkeit, dass eine Verabreichung von Probiotika und gegebenenfalls auch Präbiotika erfolgt, je stärker eine Dysbiose ausgeprägt ist, umso wichtiger!

Leider ist in der Praxis zu beobachten, dass einige Therapeuten die Colon-Hydro-Therapie ziemlich exzessiv einsetzen. In Extremfällen (selbst erlebt!) gibt es Therapeuten, die jedem Patienten eine Colon-Hydro-Therapie verordnen, und nicht nur eine Sitzung, sondern bis zu 30 oder 40 und noch mehr. Und wer sich auf diesen Therapievorschlag nicht einlässt, bekommt sehr schnell gesagt, dass er in dieser Praxis falsch sei. Das sind dann die Situationen, die leider dazu beitragen, ein Negativimage für ein eigentlich sinnvolles Therapieverfahren zu erzeugen.

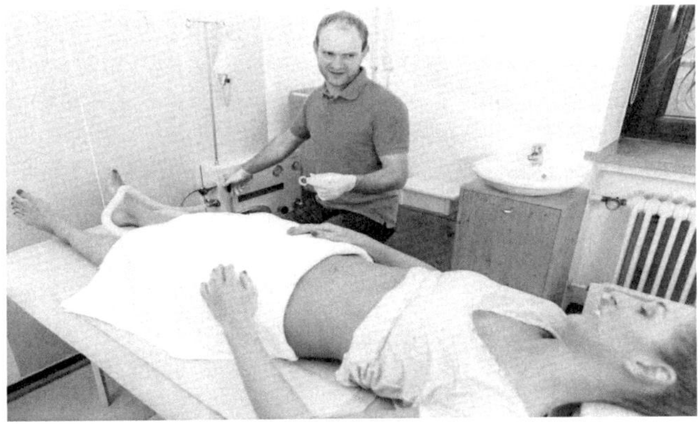

Mit Entgiftung den Darm unterstützen

Auch wenn sich das Leaky Gut als solches auf den Darmbereich beschränkt und hier sein Unwesen treibt, ist es dennoch wichtig, eine Therapie nicht allein hierauf zu beschränken. Wichtig für eine erfolgreiche und nachhaltige Behandlung ist immer, das Leaky Gut in seiner ganzen Bandbreite zu betrachten und dementsprechend zu behandeln.

Besondere Bedeutung kommt hier der Leber zu, denn sie erfährt durch die durchlässige Darmschleimhaut und die hierdurch auftretende Selbstintoxikation des Körpers eine zusätzliche Belastung.

Die Leber ist die größte Drüse des Körpers und spielt neben den Nieren und dem Darm eine wichtige Rolle bei der Entgiftung. Hier werden Giftstoffe, Alkohol und Umweltgifte herausgefiltert, und sie agiert als Filter für fast alles, was den Blutkreislauf erreicht.

Dabei kann sie Toxine jeglicher Art aufspalten und umwandeln, damit diese dem Körper keinen Schaden zufügen. So ist sie in der Lage, viele giftige Substanzen in unschädlichere Bestandteile umzuwandeln, damit diese über die Nieren ausgeschieden werden können. Je mehr Giftstoffe dem Körper zugeführt werden, umso schwerer muss die Leber arbeiten, und genau diese Situation entsteht bei einem Leaky Gut.

Und je länger diese besteht, umso mehr kommt es zur Schwächung der Leber. Ein Teufelskreis entsteht, denn durch die geschwächte Leber wird der Zustand der Darmschleimhaut noch schlechter.

Wenn die Leber nicht in der Lage ist, die ihr zugeführten Toxine abzubauen, gelangen diese zurück in den Blutkreislauf. Von hier aus werden sie ins Bindegewebe und in die Muskeln verschoben. Fragen Sie sich jetzt vielleicht, woher Ihre Cellulite stammt? Die Oberschenkel und der Po sind sozusagen die Müllhalden des Körpers, wo die Schad- und Schlackenstoffe gelagert werden, die von den überforderten Entgiftungsorganen wie dem Darm, der Leber und den Nieren nicht ausreichend ausgeführt werden können.

Aber auch schon ohne ein Leaky Gut wird heutzutage der Leber im Allgemeinen viel zu viel zugemutet. Sie wird tagtäglich mit so vielen Schadstoffen konfrontiert, dass sie kaum noch in der Lage ist, ihre Aufgaben vollständig zu erfüllen.

Besonders Alkohol, Umweltschadstoffe aus Abgasen und Industrieemissionen, Schwermetalle aus Zahnersatz, Pestizide, Medikamente und Zusatzstoffe aus Nahrungsmitteln führen zu einer Überforderung der Leber.

Dabei sind es nicht nur schädliche Substanzen, die dem Körper von außen zugeführt werden, sondern auch Abfallprodukte, die der Körper selbst produziert, werden zur zusätzlichen Belastung für die Leber. Hier ist es besonders der Darm, der durch die Verdauungsprozesse schädliche Stoffe produziert und die von der Leber abgebaut werden müssen.

Eine ganzheitliche Behandlung des Leaky Gut sollte also auch immer eine Unterstützung der Leber einbeziehen, indem diese durch verschiedene Maßnahmen entlastet wird. Eine Maßnahme besteht darin, das Darmmilieu durch die Wiederaufforstung der Darmflora und dem Schließen der durchlässigen Darmschleimhaut zu normalisieren, sodass über den Darm keine unerwünschten Fremdstoffe mehr in den Blutkreislauf gelangen. Eine Selbstverständlichkeit sollte es sein, die Zufuhr zusätzlicher Schadstoffe zu vermeiden.

Außerdem sollten verschiedene Maßnahmen ergriffen werden, die die Entgiftung des Organismus unterstützen wie beispielsweise Sitzungen in der Sauna oder Infrarotkabine, das Durchführen von Fuß- und Basenbädern, das Zuführen von wichtigen Nährstoffen und das Anlegen von Leberwickeln. Die Entgiftung sollte durch reichlich Trinken von gesundem kohlensäurefreiem Wasser unterstützt werden.

Eine umfangreiche Entgiftung ist besonders für diejenigen von großer Bedeutung, die eine unzureichende körpereigene Entgiftungskapazität aufweisen, wie es bei Personen der Fall ist, die an einer Multiplen Chemischen Sensibilität (MCS) erkrankt sind. Ihr Körper ist aus unterschiedlichen Gründen nicht in der Lage, die im Körper befindlichen Schadstoffe ohne Hilfe von außen zu eliminieren. Hier zeigt sich auch ein sehr enger Zusammenhang zwischen dem durchlässigen Darm und der Giftstoffexposition, denn ein Leaky Gut ist bei diesen betroffenen Patienten sehr verbreitet.

Lesen Sie hierzu auch das Kapitel „Umweltbedingte Erkrankungen und Leaky Gut".

Leberreinigung nach Dr. Hulda Clark

Da eine eingeschränkte Leberfunktion und damit häufig einhergehende Gallensteine zur Entstehung vom Leaky Gut beitragen können, sollten verschiedene Maßnahmen zur Entlastung der Leber ergriffen werden.

Eine sehr effektive Möglichkeit ist die von einigen naturheilkundlich orientierten Therapeuten empfohlene Leberreinigung. Durch sie ist es möglich, Gallensteine und Gallengries aus dem Körper heraus zu schleusen, ohne dass ein operativer Eingriff oder ähnliche invasive Maßnahmen nötig sind. Dabei werden Gallensteine erreicht, die sich aktuell in der Gallenblase befinden. Darüber hinaus können Gallensteine, die sich noch in der Leber aufhalten, entsprechend nachrutschen.

Für schulmedizinisch ausgerichtete Therapeuten ist dies immer noch eine unvorstellbare Herangehensweise und wird oftmals sehr kritisch beäugt.

Dabei ist die Leberreinigung keine Erfindung unserer Zeit, sondern wurde schon vor mehreren Jahrhunderten praktiziert. Eine Tatsache, die schon vermuten lässt, dass sie mit sehr einfachen Mitteln durchführbar ist. Zwar wird die Leberreinigung im Allgemeinen nach Dr. Hulda Clark benannt, dennoch ist sie nicht die Erfinderin, sondern vielmehr diejenige, die sie wieder in das Bewusstsein der Öffentlichkeit und in zahlreiche naturheilkundliche Praxen zurückgeholt hat.

Wer sich erstmals für diese Reinigung entscheidet, ist gut beraten, sie nicht auf eigene Faust zu unternehmen, sondern sich von einem entsprechend erfahrenen Therapeuten begleiten zu lassen. Eine gute Adresse ist oftmals ein Heilpraktiker, der auf Darmsanierung spezialisiert ist und möglicherweise diese in Verbindung mit einer Colon-Hydro-Therapie durchführt.

Wenn er Erfahrung mit der Leberreinigung hat, kann er auch weiterführende Empfehlungen geben wie beispielsweise eine mögliche Nierenreinigung, die vor der Reinigung der Leber durchgeführt werden kann. So jedenfalls empfahl es seinerzeit Frau Dr. Clark.

Die Leberreinigung ist für den Körper durchaus anstrengend. Schon aus diesem Grund sollte sie am Wochenende erfolgen, um sich am nächsten Tag erholen zu können. Die Regeneration geht in der Regel sehr schnell, denn schon einen halben Tag nach der ganzen Aktion fühlt man sich meistens wieder sehr fit.

Sie benötigen für die Reinigung:

Bittersalz	4 Esslöffel
Olivenöl	125 Milliliter
Grapefruit	Eine große oder zwei kleine, so dass diese 170 bis 190 Milliliter Saft ergeben
1 Strohhalm	

Start

Essen Sie zunächst ein fettfreies Frühstück und Mittagessen. Hierfür eignen sich unter anderem Brot, gedünstetes Gemüse, Getreideflocken und Obstsaft.

Durch die fettfreien Mahlzeiten kann sich Galle ansammeln und Druck in der Leber aufbauen. Dieser ist wichtig, um maximal viele Gallensteine hinauszuschleudern. Je höher der erzeugte Druck ist, umso mehr Gallensteine können ausgeschieden werden.

Die nachfolgend angegebenen Zeiten sollten eingehalten werden und maximal 10 Minuten vom Zeitplan abweichen, um möglichst viele Gallensteine auszuscheiden.

14.00 Uhr

Essen und trinken Sie ab jetzt nichts mehr, sonst kann später Unwohlsein auftreten und es werden zu wenige Gallensteine ausgeschieden.

Vermischen Sie 4 Esslöffel Bittersalz in insgesamt 800 Milliliter Wasser in einem Gefäß, das Sie anschließend im Kühlschrank abstellen. Die Kühlung ist wichtig, um einen besseren Geschmack zu erreichen.

Alternativ kann direkt vor dem Trinken 1/8 Löffel Vitamin C hinzugefügt werden. Die Bittersalzlösung ergibt insgesamt vier Portionen, die zu den nun folgenden Uhrzeiten getrunken werden.

18.00 Uhr

Trinken Sie eine Portion (200 Milliliter) der kalten Bittersalzlösung.

Bereiten Sie das Olivenöl-Grapefruit-Getränk zu, und stellen Sie es nach der Fertigstellung in den Kühlschrank.

Geben Sie 125 ml Olivenöl in das ausreichend große Trinkglas.

Pressen Sie die Grapefruit aus, und gießen Sie den Saft in den Messbecher. Hier sollten Sie mindestens 125 ml, aber besser noch 190 ml Saft erhalten. Entfernen Sie das Fruchtfleisch, bevor Sie den Saft in den Messbecher geben.

Geben Sie den ausgepressten Grapefruitsaft in das mit Olivenöl gefüllte Trinkglas. Mixen Sie ein paar Minuten mit einem Milchschaumschläger, bis alles gut vermengt ist. Verschließen Sie das Trinkglas mit Frischhaltefolie, und stellen Sie es in den Kühlschrank.

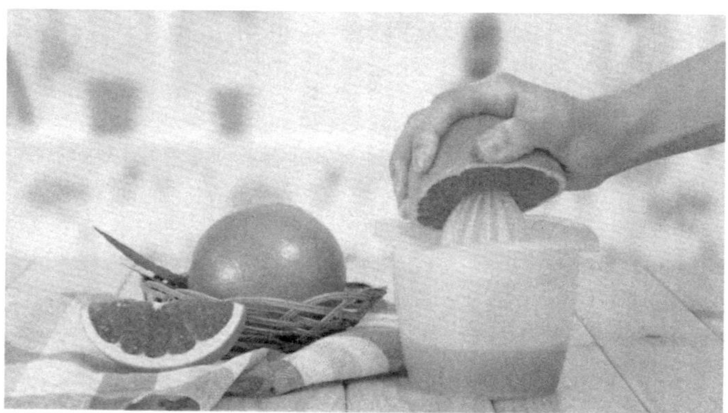

20.00 Uhr

Trinken Sie die nächste Bittersalzlösung (200 Milliliter).

Nehmen Sie anschließend das Olivenöl-Grapefruit-Getränk aus dem Kühlschrank, damit es sich auf Zimmertemperatur erwärmt.

21.45 Uhr

Jetzt machen Sie sich fertig für Ihr Bett. Putzen Sie Ihre Zähne, gehen Sie nochmals zur Toilette und stellen Sie das Olivenöl-Grapefruit-Getränk neben das Bett.

22.00 Uhr

Trinken Sie im Stehen und innerhalb von 5 Minuten das Olivenöl-Grapefruit-Getränk mit einem dicken Strohhalm. Legen Sie sich direkt danach ins Bett und zwar ganz flach auf den Rücken. Der Kopf ist etwas hochgelagert (wichtig!).

In den nächsten 20 Minuten sollten Sie sich möglichst nicht bewegen. Vielleicht spüren Sie, wie sich jetzt die Steine wie Murmeln durch die Gallengänge bewegen.

Je konsequenter das Trinken und Hinlegen geschieht, desto größer wird der Steinerfolg.

Damit die Nacht möglichst störungsfrei verläuft, ist es ratsam, gleichzeitig mit dem Olivenöl-Grapefruit-Getränk ein schlafförderndes Präparat einzunehmen.

Frau Dr. Clark empfahl hierfür 4 Kapseln Ornithin. Wer eine Histaminintoleranz hat, wird diese wahrscheinlich nicht vertragen und sollte ein anderes Präparat wählen.

Am nächsten Morgen (nicht vor 6 Uhr):

Trinken Sie nach dem Aufwachen die dritte Portion Bittersalz. Warten Sie mit dem Verzehr, wenn Sie Übelkeit oder eine Magenverstimmung verspüren. Wenn Sie möchten, legen Sie sich wieder ins Bett und schlafen noch 2 Stunden.

Zwei Stunden später:

Trinken Sie die vierte und damit letzte Portion Bittersalz. Auch nach diesem Getränk dürfen Sie weiterschlafen.

Nach weiteren zwei Stunden:

Sie können jetzt endlich etwas essen. Beginnen Sie mit Obst- oder Gemüsesaft. Eine halbe Stunde später können Sie Obst essen, und eine weitere Stunde später können Sie eine leichte fettfreie Mahlzeit zu sich nehmen.

Spätestens nach dem Trinken der vierten Bittersalzlösung wird Durchfall auftreten. Mit Hilfe einer Taschenlampe können Sie sich auf die Suche nach den Gallensteinen begeben. Ja, es klingt etwas abenteuerlich, aber es lohnt sich! Denn dabei kommen braune und grüne Steine zum Vorschein und auch immer sehr viel Gries.

Auch der Gries ist nicht zu unterschätzen. Denn würde dieser nicht aus der Galle bzw. Leber entfernt, könnten sich hieraus im Laufe der Zeit neue Gallensteine bilden.

Da der Darm mithilfe des Bittersalzes gereinigt wurde, können Sie ziemlich sicher sein, dass die ausgeschiedenen Resultate während des Durchfalls keine Verdauungsreste, sondern tatsächlich die Gallensteine sind.

Es ist ziemlich normal, wenn man morgens noch schwach auf den Beinen ist. Bis zum Abend fühlt man sich aber meistens wieder ganz normal.

Im Laufe der nächsten Tage und Wochen werden nun weitere Gallensteine aus dem hinteren Teil der Leber nach vorne rutschen.

Je nach Beschwerdebild und Empfehlung des Therapeuten ist es sinnvoll, diese Leberreinigung in regelmäßigen Abständen von etwa 4 Wochen durchzuführen. Kommen irgendwann nach einer Reinigung kaum noch Steine zum Vorschein, kann die Reinigung zweimal jährlich durchgeführt werden.

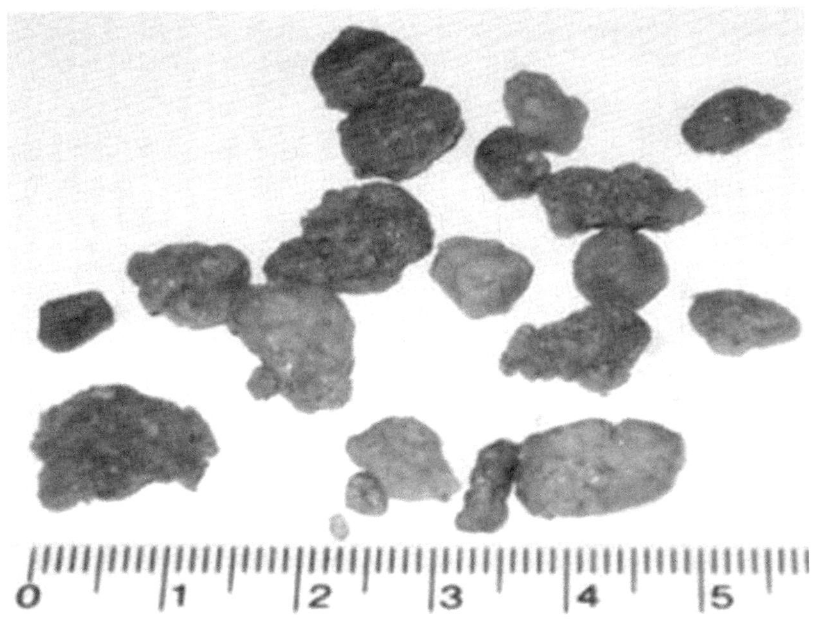

Gallensteine nach einer Leberreinigung

Schadstoffe meiden

Schadstoffe umgeben uns heutzutage in einem Umfang, wie es nie zuvor in der Geschichte der Menschheit der Fall war. So entstehen bestimmte „moderne" Erkrankungen nicht rein zufällig, sondern stehen in engem Zusammenhang mit den Belastungen der heutigen industrialisierten Umwelt, die geprägt ist durch Auto- und Industrieabgase, verunreinigtes Trinkwasser (z. B. Blei und Hormone), Wohngifte (z. B. Schimmelpilze und Holzschutzmittel), Dentalstoffe (z. B. Amalgam und Palladium), Pestizide, Herbizide und Schwermetalle in Obst und Gemüse, Lebensmittelzusatzstoffe und viele weitere, die man manchmal am liebsten gar nicht wissen will. Ganz nach dem Motto „was ich nicht weiß, macht mich nicht heiß".

Aber auch wenn man viele dieser Bedrohlichkeiten kennt, ist es trotzdem vielfach kaum möglich, ihnen vollständig aus dem Wege zu gehen. Umso wichtiger ist es, zumindest die Schadstoffe zu vermeiden, bei denen man es selbst in der Hand hat:

- Reduzieren Sie die Einnahme von Medikamenten auf ein notwendiges Minimum, besonders betrifft dies Antibiotika, Cortison und nichtsteroidale entzündungshemmende Präparate.

- Verwenden Sie natürlich hergestellte Kosmetikartikel. Lesen Sie die Inhaltsstoffe sorgfältig durch, und bedenken Sie dabei, dass die Substanzen, die Sie auf Ihrer Haut auftragen oder in den Haaren verteilen, letztendlich auch in Ihren Körper gelangen.

- Vermeiden Sie Nahrungsmittel mit Zusatz- und Konservierungsstoffen, denn sie schädigen die Darmflora nachhaltig. Besonders bedenklich sind hier auch Cocktails bestehend aus mehreren dieser chemischen Substanzen, von denen mögliche Wechselwirkungen in der Regel gar nicht bekannt sind.

- Trinken Sie möglichst wenig oder gar keinen Alkohol, denn er ist eine toxische Substanz und eine schwere Belastung für die Leber. Außerdem führt Alkohol zu einer Verschlechterung des gesamten Darmmilieus und des Leaky Gut und unterstützt das Wachstum von Hefepilzen.

- Kaufen Sie möglichst biologisch angebautes Obst und Gemüse. Pestizide und Herbizide sind eine starke Leberbelastung. Außerdem sind viele von ihnen kaum aus dem Körper auszuleiten, weil sie fettlöslich sind und in den Zellen gespeichert werden können. Wie bei den Zusatz- und Konservierungsstoffen gilt auch hier, dass zwar die Einzelsubstanzen auf ihre Wirkung und mögliche Schädigungen getestet sind, nicht aber in den Kombinationen, in denen sie tatsächlich eingesetzt werden. In anderen Ländern gelten übrigens noch weit liberalere Pestizidstandards, so dass z. B. importierte Paprikaschoten, Weintrauben, Erdbeeren und Äpfel noch belasteter sein können als heimische Früchte.

- Obwohl unser Leitungswasser als eines der saubersten der Welt eingeschätzt wird, enthält es dennoch viele Substanzen, die für den Körper nicht unbedenklich sind wie unter anderem Chlor, Hormone, Chemikalienrückstände und Schwermetalle. Trinkwasser enthält über 700 verschiedene Chemikalien, aber nur weniger als 200 sind überhaupt auf ihre Schadstoffwirkung auf den menschlichen Organismus getestet.

- Verhindern lassen sich derartige Schadstoffe, indem man einen entsprechenden Wasserfilter nutzt, der an dem Trinkwasserhahn angebracht wird. Wenn Sie z. B. ein Wassergerät benutzen, das basisches Wasser herstellen kann, läuft aus einem zweiten Wasserschlauch das Wasser heraus, das mit Schadstoffen belastet ist und entsorgt wird. Es stinkt regelrecht nach Chlor und schmeckt wie Plastik. Allein bei dem Geruch vergeht einem schon die Lust, dieses Wasser zu trinken.

Säure-Basen-Haushalt

Saurer Regen und übersäuerte Böden sind als bedrohliche Umweltschäden in aller Munde. Dass auch der menschliche Organismus übersäuern kann und dies zu schwerwiegenden gesundheitlichen Schäden führt, wird im Gesundheitswesen noch immer zu selten berücksichtigt.

Der Körper eines gesunden Menschen besteht aus etwa 80 % Basen und 20 % Säuren. Damit der Organismus funktionsfähig bleibt und zahlreiche komplexe Stoffwechselprozesse ablaufen können, muss das Säure-Basen-Verhältnis ausgeglichen sein. Dies jedoch ist heutzutage bei vielen Menschen nicht anzutreffen, woraus vielfältige gesundheitliche Beeinträchtigungen resultieren können.

Zwar kann der Körper den pH-Wert des Blutes konstant halten, aber innerhalb der Gewebsflüssigkeiten und den Körperzellen kommt es zu starken Säureansammlungen, wenn dem Körper nicht ausreichend basische Nährstoffe zugeführt werden. Das Ergebnis ist eine chronische Übersäuerungssituation (Azidose) des Körpers.

Besonders die umfangreichen Enzymleistungen können nicht mehr aufrechterhalten werden, wenn der Körper übersäuert und damit der pH-Wert des Blutes, der Gewebsflüssigkeiten und der Organstrukturen nicht basisch ist.

Entsäuerungsexperten gehen sogar soweit, dass sie einen übersäuerten Organismus als Basis für Zellenentartungen – also Krebszellen – sehen. So beziehen ganzheitlich ausgerichtete onkologische Kliniken in ihre Behandlungen Entsäuerungsmaßnahmen ein. Auch für die Therapie des Leaky Gut ist ein ausgeglichener Säure-Basen-Haushalt von Bedeutung.

Säurebildende Lebensmittel wie Zucker, Weißmehl, Fleisch, Alkohol, Kaffee und Nikotin werden in der heutigen Zeit in viel zu großen Mengen konsumiert. Weiterhin wirken tagtäglich viele Umweltbelastungen wie Umweltschadstoffe, Autoabgase, Medikamente und vieles mehr auf uns ein. Diese werden vom Organismus zu Säuren verstoffwechselt mit dem Ergebnis einer Schlackenbildung und Mineralstoffverarmung.

Wenn dann noch emotionale Komponenten wie Stress, Hektik, Ärger und Lärm als Säurebildner hinzukommen, droht der Körper zu übersäuern.

Diverse Zivilisationskrankheiten wie Fibromyalgie, Arthrose, Rheuma, Tinnitus bis hin zu zahlreichen Allergien stehen heute im Verdacht, die Folgen einer chronischen Übersäuerung (häufig in Verbindung mit Schwermetallbelastungen) zu sein. Da die Naturheilkunde Krankheiten nach ihrem Ursachenprinzip betrachtet, gehen immer mehr Therapeuten dazu über, die Entsäuerung in Behandlungen zu integrieren.

In der Umwelt neutralisiert und remineralisiert man übersäuerte Böden durch die Zufuhr von basischem Kalk, um ein ausgeglichenes Säure-Basengleichgewicht herzustellen. Genauso verhält es sich mit dem menschlichen Organismus, den man mit Mineralstoffen, basischer Ernährung und Entsäuerung zurück in ein gesundes Gleichgewicht bewegen kann.

Sehr hilfreich sind basische Voll- und Fußbäder und Wickel, denn nach dem Gesetz der Osmose werden im Körper befindliche Säuren durch den Konzentrationsausgleich über die Haut ausgeleitet.

Die basische Ernährung besteht aus Gemüse und Obst und täglich 2-3 Litern Kräutertee und kohlesäurefreiem Trinkwasser. Nützlich ist auch basisches Wasser, welches anhand spezieller Wassergeräte bequem zu Hause hergestellt werden kann und einen wertvollen Beitrag zum ausgeglichenen Säure-Basen-Haushalt leistet.

Wer mit Schwermetallen belastet ist, hat zwangläufig auch einen gestörten Säure-Basen-Haushalt. Die damit verbundene Übersäuerung des Bindegewebes führt zu einer Verschlackung, die sich nicht nur extrazellulär entwickelt, sondern häufig auch als zelluläre Azidose auftritt.

Leaky Gut-Behandlung mit Präparaten

Die Behandlung des Leaky Gut erfordert ein komplexes Therapiekonzept, das aus verschiedenen Bausteinen besteht und sich an den individuellen Gegebenheiten und Bedürfnissen orientiert. Zwar kann durch eine Anpassung der Ernährung in Kombination mit Bewegung eine ganze Menge erreicht werden, aber es wird kaum gelingen, eine stark lädierte Darmgesundheit mit durchlässiger Darmschleimhaut und beeinträchtigter Darmflora erfolgreich zu behandeln.

Dem Einsatz verschiedener Präparate kommt hier eine große Bedeutung zu, und jedes von ihnen hat seine spezifischen Eigenschaften und Wirkmechanismen.

Die Auswahl der in Frage kommenden Präparate beim Leaky Gut ist sehr groß, und ein erfahrener Therapeut wird die jeweils für den Patienten passenden zusammenstellen. Denn so wie bei der Auswahl der Lebensmittel auf die Verträglichkeit geachtet werden muss, so gilt dies auch für Präparate.

Nur weil ein Präparat bei den meisten anderen Anwendern gute Erfolge erzielen kann, heißt das noch lange nicht, dass dies auch bei einem selbst der Fall sein wird. Man denke hier nur an mögliche Unverträglichkeitsreaktionen von Glutamin oder Prä- und Probiotika. Wichtig ist immer, persönlich verträgliche Präparate auszuwählen, was zugegebenermaßen nicht immer einfach ist, besonders dann, wenn das Leaky Gut sich sehr komplex gestaltet und diverse Nahrungsmittelintoleranzen vorhanden sind.

Je nach Ausprägung des Leaky Gut und den damit einhergehenden Umständen geht es bei der Behandlung nicht nur um das Schließen der löchrigen Darmschleimhaut, sondern auch um die Reduzierung von Entzündungsprozessen, die Aufforstung einer geschädigten Darmflora, die Beseitigung des Candida-Hefepilzes, die Verbesserung der Verdauung durch Enzyme und/oder HCL-Kapseln, sowie die Unterstützung der Leber. Darüber hinaus ist es empfehlenswert, die im Körper kursierenden Giftstoffe zu binden, um den Darm und die Leber zu entlasten.

Aloe Vera

Aloe Vera gehört zweifelsohne zu den vielseitigsten Heilpflanzen, die bislang bekannt sind. Sie verfügt über so viele positive gesundheitsfördernde Eigenschaften, dass es nicht verwundert, dass sie auch als „Erste-Hilfe-Pflanze" bezeichnet wird.

Von all ihren vielfältigen Eigenschaften ist es besonders die antientzündliche Wirkung, die sie so wertvoll erscheinen lässt. Darüber hinaus wirkt Aloe Vera immunfördernd und antimikrobiell. Allesamt sind dies wichtige Fähigkeiten, die diese fantastische Pflanze auch bei der Behandlung des Leaky Gut interessant machen. Überhaupt wird die Aloe Vera seit jeher zur Unterstützung der Darmfunktion und Verdauung verwendet.

So kann sich die Aloe Vera einerseits auf die entzündeten Darmabschnitte sehr positiv auswirken, zusätzlich aber auch das beim Leaky Gut sehr häufig vorhandene geschwächte Immunsystem massiv unterstützen. Dies ist insofern von Bedeutung, weil eine durchlässige Darmschleimhaut in sehr vielen Fällen mit einer überwuchernden Candidabesiedelung des Darmtraktes einhergeht, wodurch es zu einer Beeinträchtigung der körperlichen Abwehr kommt.

Hier leistet die Aloe Vera einen wichtigen Beitrag, indem sie die krankmachenden Pilze, aber auch Bakterien, Parasiten und Viren zurückdrängen kann. Darüber hinaus ist auch der Entgiftungs-Effekt von großem Interesse, den die Aloe Vera im Darm leistet.

Möglich sind all die beeindruckenden Fähigkeiten der Aloe Vera durch die wertvollen und zahlreichen Wirkstoffe. Immerhin sind über 160 verschiedene Wirkstoffe enthalten wie unter anderem Enzyme, Vitamine und Aminosäuren.

Als der wertvollste Inhaltsstoff schlechthin wird das sogenannte Acemannan angesehen. Denn dieses ist in der Lage, antimykotisch, antibakteriell und antiviral zu wirken und somit zu einer massiven Stärkung des Immunsystems beizutragen.

Acemannan ist eine langkettige Zuckerart, die nur in sehr wenigen anderen Pflanzen vorkommt wie im Ginseng und in Shiitakepilzen. Bis zur Pubertät wird Acemannan vom Körper selbst produziert und in allen Zellmembranen eingelagert.

Die Produktion lässt im Teenageralter jedoch nach, sodass ab dieser Zeit der Körper auf die Zufuhr von außen angewiesen ist.

Wie bei allen anderen Präparaten, sollte auch bei der Aloe Vera zunächst die Verträglichkeit getestet werden. Dies gilt insbesondere für Personen mit Fructoseintoleranz, da in der Aloe Vera Polysaccharide enthalten sind, und bei einer Unverträglichkeit von Fructose auch Probleme mit anderen Zuckerarten auftreten können.

Am besten beginnt man mit minimalen Dosierungen und tastet sich vorsichtig an die persönlich tolerierbare Menge heran. Falls es dennoch nicht vertragen wird, sollte auf andere Hersteller oder gegebenenfalls ganz andere Präparate ausgewichen werden.

Beachten Sie außerdem, dass Aloe Vera in höheren Dosierungen abführend wirkt. Dies sollte natürlich vermieden werden, insofern sorgen Sie dafür, dass die konsumierte Menge unterhalb dieser persönlich verträglichen Grenze liegt.

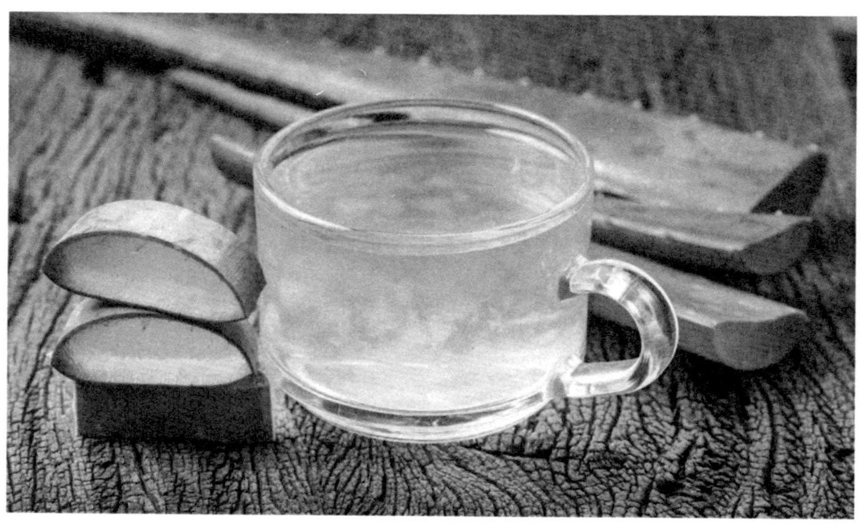

Allergolact

Allergolact ist ein in Apotheken erhältliches Medizinprodukt, das bei Magen-Darm-Beschwerden eingesetzt wird, die aufgrund von Nahrungsmittelunverträglichkeiten entstehen.

Die Basis dieses Präparates besteht aus Okoubaka, das auch als alleinige Substanz sehr effektiv die Darmschleimhaut stabilisiert. Diese Wirksamkeit wird bei Allergolact durch weitere Bestandteile unterstützt wie u. a. Quercetin, Acerolapulver und Laktase.

Durch die Anreicherung mit Laktase können auch Personen mit einer Laktoseintoleranz Allergolact anwenden, da durch dieses Enzym der eventuell in der Nahrung vorkommende Milchzucker aufgespalten werden kann. Allerdings kann die darin enthaltene Menge bei Laktose-Verzehr und stark ausgeprägter Laktoseintoleranz zu gering sein, und für Personen, die kein Problem mit Laktose haben, ist Laktose ein überflüssiger Inhaltsstoff.

Antipilzmittel

Leaky Gut wird häufig von Candida-Hefepilzen begleitet, und zwar in einem solchen Ausmaß, dass es bestimmter Therapiemaßnahmen bedarf. In Einzelfällen gelingt es, durch die Einnahme von Prä- und Probiotika eine so starke Darmflora aufzubauen, dass hierdurch die Pilze verdrängt werden können. In den meisten Fällen jedoch sind weitere Maßnahmen erforderlich.

Diese bestehen aus einer zuckerfreien und kohlenhydratreduzierten Ernährungsweise sowie der Einnahme von Antipilzmitteln. Sobald die lästigen Pilze beseitigt sind, können die nützlichen Darmbakterien ihr Revier ausbreiten, sodass sich das gesamte Darmmilieu regenerieren kann.

Kommen Antipilzmittel in Betracht, sollten zunächst diejenigen herangezogen werden, die keine Nebenwirkungen erwarten lassen und außerdem keine Belastung für die Leber darstellen. Hierfür bieten sich verschiedene natürliche Präparate an, die frei verkäuflich als Nahrungsergänzungsmittel erhältlich sind und über einen längeren Zeitraum hinweg eingenommen werden können.

Eines der gängigsten Mittel ist Grapefruitkernextrakt (GKE). Dieser kann äußerlich und innerlich angewendet werden und ist für eine längerfristige Einnahme geeignet. Er ist nicht nur wirksam gegen Pilze, sondern kann sich auch günstig bei der Beseitigung von Bakterien, Viren und Parasiten auswirken.

Nicht weniger effektiv erweist sich auch frischer Knoblauch, der ohnehin beim Leaky Gut zu den besonders wertvollen Lebensmitteln gezählt wird. Lesen Sie hierzu das ausführliche Kapitel „Knoblauch".

Alternativ zu diversen Nahrungsergänzungsmittel, die antimykotisch wirken, gibt es apotheken- und verschreibungspflichtige Medikamente wie z. B. Nystatin, Amphotericin B und Natamycin. Um die Leber nicht zu stark zu belasten, werden derartige Medikamente in der Regel nur für einen kurzen Zeitraum verabreicht. Der Erfolg stellt sich meistens schnell ein, allerdings ist häufig auch mit einer erneuten Pilzinvasion zu rechnen, sobald die Präparate abgesetzt werden und keine weiteren Maßnahmen erfolgen, um die Darmflora zurück in ihr gesundes Gleichgewicht zu bringen.

Bei der Auswahl der Antipilzmittel ist außerdem zu bedenken, dass einige Präparate nur regional im Darm wirken, andere jedoch systemisch. Um systemische Mykosen erfolgreich therapieren zu können, müssen die jeweiligen Substanzen in der Lage sein, die Darmschleimhaut zu durchdringen. Zu diesen Medikamenten gehört Fluconazol, welches nicht nur bei wiederkehrenden Candidainfektionen, sondern auch bei einem Pilzbefall der inneren Organe eingesetzt wird.

Meistens kommt Fluconazol aufgrund diverser möglicher Nebenwirkungen erst dann zum Einsatz, wenn andere Präparate nicht den gewünschten Erfolg erreichen konnten. Vergleichbar mit Fluconazol sind Präparate, die Itraconazol und Krokonazol als Wirkstoff enthalten.

Berberin

Berberin ist eine natürliche Substanz, die aus den Wurzeln, Stängeln und der Rinde der gleichnamigen Pflanze gewonnen wird. Bereits seit mehreren tausend Jahren findet dieser Wirkstoff in der traditionellen Medizin in Indien und China ihren Einsatz, insbesondere bei Erkrankungen des Verdauungstraktes und wässrigen Durchfällen.

Inzwischen konnten verschiedene Wirkmechanismen von Berberin anhand von Studien aufgeschlüsselt werden. Entsprechende Erkenntnisse sind nun in Therapieformen zu den unterschiedlichsten Krankheitsbildern eingeflossen. Wird Berberin zum Beispiel in einem achtwöchigen Zyklus mehrmals täglich eingenommen, führt dies zu einem spürbaren Ausgleich des Hormonhaushaltes.

Darüber hinaus wird Berberin auch zur Behandlung von Clostridien enterocolitis eingesetzt. Dies ist ein Darmbakterium, welches in einer gestörten Darmflora für Vergiftungen sorgen kann. Ein lebensbedrohlicher wässriger Durchfall tritt als Folge auf. Wird mit Berberin behandelt, kann das Risiko eines Rückfalls reduziert werden.

Überhaupt ist Berberin inzwischen auch bekannt für seine Wirkung als kräftiger Bekämpfer von Infektionen, Bakterien, Viren, Parasiten und Pilzen. Die guten Bakterien im Darm werden dabei gefördert.

Berberin ist aber auch im Hinblick auf die Durchlässigkeit der Darmschleimhaut von großer Bedeutung. Denn bei einem Zonulin-Überschuss kann Berberin dazu beitragen, dass sich die Tight Junctions wieder schließen und die löchrige Darmschleimhaut repariert wird.

Aus diesen Gründen wird Berberin in englischsprachiger Literatur als eine der effektivsten natürlichen Substanzen zur Behandlung vom Leaky Gut und der damit einhergehenden Darmdysbiose angegeben.

Beta-Glucan

Dass sich Beta-Glucan sehr positiv auf die Darmgesundheit und hier speziell auf die durchlässige Darmschleimhaut auswirkt, zeigt sich allein schon an der Tatsache, dass es in diversen Nahrungsergänzungsmitteln enthalten ist, die zur Leaky Gut-Behandlung eingesetzt werden.

Beta-Glucan ist ein Polysaccharid (Vielfachzucker), welches in bestimmten Pflanzen vorkommt und meistens aus der Bäckerhefe (Saccharomyces), Gerste, Hafer oder Heilpilzen wie Shiitake und Reiki gewonnen wird.

Es ist in der Lage, als Beschleuniger der Makrophagen zu wirken, jenen Zellen, die zu den wichtigsten Immunzellen überhaupt gehören. Je kraftvoller diese auftreten können, umso stärker ist das Immunsystem. Hierdurch erfahren die Abwehrkräfte eine immense Stärkung, sodass Antikörper produziert werden, die unerwünschte Eindringlinge wie Pilze, Bakterien, Viren und Parasiten effektiv bekämpfen können.

Indem sich die Wirkung von Beta-Glucan hauptsächlich im Darm entfaltet, kommt es zu einer Stärkung der nützlichen Darmbakterien und zu einer Schwächung der krankmachenden, sodass sich das Darmmilieu spürbar verbessern kann.

B-Vitamine

B-Vitamine werden meistens mit Erkrankungen der Nerven in Verbindung gebracht, und somit auch als „Nervenvitamine" bezeichnet. Dabei ist dies nur ein kleiner Bereich ihres Wirkspektrums, denn B-Vitamine sind auch für den Stoffwechsel von Fett, Kohlenhydraten und Eiweiß sowie zur Energiegewinnung unverzichtbar.

Darüber hinaus sind sie auch an der Aufrechterhaltung des Immunsystems und einer gesunden Darmschleimhaut maßgeblich beteiligt. Dies zeigt sich nicht zuletzt daran, dass einige Darmflorapräparate auch B-Vitamine enthalten wie insbesondere die Vitamine B2 und Folsäure, da diese sich besonders günstig auf die Darmschleimhaut auswirken, sowie die Vitamine B6 und B12, welche das Immunsystem unterstützen.

Ein Vitamin B-Mangel bringt schwerwiegende Folgen mit sich, immer in Abhängigkeit davon, welches einzelne Vitamin B fehlt, denn die Vitamin B-Familie umfasst mehrere Mitglieder, die innerhalb ihrer Gemeinschaft verschiedene Aufgaben übernehmen - B1 (Thiamin), B2 (Riboflavin), B3 (Niacin), B5 (Pantothensäure), B6 (Pyrodixin), B9 (Folsäure), B12 (Cobalamin).

Am weitesten verbreitet ist Vitamin B12-Mangel, der mit zunehmendem Alter häufiger vorkommt und nicht selten mit einer ungünstigen Darmflora in Verbindung steht. Zu einem Mangel an Vitamin B12 kommt es aber auch bei Rauchern und wenn Verwertungsstörungen im Darm vorliegen. Auch Darmerkrankungen wie Morbus Crohn und Colitis Ulcerosa sowie eine Belastung mit Schwermetallen können für einen Mangel verantwortlich sein.

Durch verschiedene Prozesse und Synthesen kann Vitamin B12 im Darm selbst hergestellt werden, vorausgesetzt, die Darmflora ist intakt. Ist dies der Fall, ist das die beste Voraussetzung für eine ausreichende Vitamin B12-Versorgung.

Auch im Hinblick auf die Speichermöglichkeiten unterscheidet sich Vitamin B12 von den anderen Familienmitgliedern, denn es ist das einzige dieser Gruppe, das vom Körper gespeichert werden kann. Eine tägliche Zufuhr von B-Vitaminen ist unverzichtbar, um Mangelerscheinungen zu vermeiden. Geschieht dies nicht, kommt es unweigerlich zu einem Mangel, der sich auf vielfältige Weise zeigt.

Vitamin B12-Mangel zeigt sich besonders stark durch eine ausgeprägte Erschöpfung und verminderte Leistungsfähigkeit. Auch Blutarmut, eine erhöhte Infektanfälligkeit, depressive Verstimmungen und Blutarmut sind deutliche Zeichen, die auf einen B12-Mangel hinweisen können.

B-Vitamine können über die Nahrung zugeführt werden, doch reicht dies nicht aus, wenn man therapeutische Zwecke beabsichtigt wie bei einem Leaky Gut. In diesen Fällen ist es erforderlich, B-Vitamine in Form von hochdosierten Nahrungsergänzungsmitteln zuzuführen. Da die B-Vitamine ihr Wirkspektrum im Verbund besonders gut entfalten und ineinandergreifen, werden viele Präparate als Vitamin B-Komplex angeboten. Besonders B12 und Folsäure sollten möglichst immer in Kombination verwendet werden, denn ihre vollständige Wirkung entfalten sie nur dann, wenn sie beide gleichzeitig vorhanden sind. Aus diesem Grund werden sie auch als Zwillingpartner bezeichnet.

Colibiogen®

Wenn es um die Behandlung einer erkrankter Darmschleimhaut geht, kommt in der naturheilkundlichen Praxis häufig Colibiogen® zum Einsatz, und zwar nicht nur beim Leaky Gut, sondern auch bei Darmerkrankungen wie etwa Morbus Crohn und Colitis ulcerosa, Allergien, bestimmten Hauterkrankungen, Heuschnupfen und begleitend bei Behandlungen mit Antibiotika sowie Strahlen- und Chemotherapien.

Colibiogen® ist in der Lage, entzündungshemmend und immunregulierend zu wirken, sodass sich die Darmschleimhaut regenerieren kann. Darüber hinaus werden die Schleimhautläsionen abgeheilt und die Histaminausschüttung aus den Immunzellen blockiert.

Im Unterschied zu Pro- und Präbiotika sind in Coligioben® keine lebenden Bakterien enthalten, sodass es nicht zum direkten Aufbau der Darmflora angewendet wird. Wenn das Leaky Gut sehr stark ausgeprägt ist, und Pro- und Präbiotika nicht vertragen werden, kann zunächst eine Behandlung mit Colibiogen® in Betracht kommen, um die Regeneration der Darmschleimhaut zu starten.

Der Wirkmechanismus auf die Darmschleimhaut ist möglich durch den enthaltenen Wirkstoff Escherichia coli Lysat, Stamm Laves. In der oral zu verabreichenden Lösung sind darüber hinaus Aminosäuren, Glukose, Laktose und Apfelsinenaroma enthalten. Alternativ kann Colibiogen® auch als Injektion verabreicht werden. Auch hier ist Glukose enthalten, nicht jedoch das Apfelsinenaroma und Laktose.

Wenn Unverträglichkeiten auf bestimmte Zuckersorten, Laktose oder auf Zitrusfrüchte bestehen, kann Colibiogen® bei bestimmten Patienten kontraindiziert sein. Ebenfalls unverträglich kann Colibiogen® bei Personen mit Histaminintoleranz sein, denn das enthaltene Escherichia coli gilt als histaminproduzierend, zudem sind Zitrusfrüchte nicht verträglich.

Bei einer Unverträglichkeit von Zitrusfrüchten kann das aromafreie Präparat Synerga® eine Alternative sein, denn der darin enthaltene Wirkstoff ist der gleiche wie beim Colibiogen®.

Collagen

Collagen (auch Kollagen geschrieben) ist als Bestandteil in Hautcremes und Kosmetikprodukten, ein bekannter Begriff.

Collagen ist der Oberbegriff für eine Gruppe von Proteinen, die sich in 28 Arten unterteilen. Diese Proteine sind elementar für alle Säugetiere und somit auch den Menschen. Sie bilden etwa ein Drittel der körpereigenen Eiweißmenge ab. Collagen-Proteine sorgen dafür, dass Gewebe Form und Struktur erhält. Haut, Knochen, Bindegewebe benötigen Collagen für ihre Festigkeit, in der Haut bewirkt das Protein auch einen glättenden Effekt. Der menschliche Körper kann Collagen selbst produzieren, es lässt sich aber auch aus tierischen Produkten direkt aufnehmen. Insbesondere Pflanzen liefern die Aminosäuren, mit deren Hilfe körpereigenes Collagen in den Bindegewebszellen (Fibroblasten) hergestellt werden kann.

Collagen-Proteine setzen sich aus bis zu 3.000 verschiedenen Aminosäuren zusammen. Man kann sich diese Proteine wie lange Stränge oder Ketten vorstellen, von denen immer drei Stränge miteinander verzwirbelt sind (Dreifach-Helix). Um die langen Ketten zu stabilisieren, existieren Querverbindungen aus Wasserstoff. Wichtige Schlüsselrollen spielen hier die Aminosäuren Glycin, Prolin und Hydroxyprolin, die den größten Anteil in Collagen ausmachen. Zu ihrer Bildung werden eine Reihe weiterer Aminosäuren benötigt, darunter u. a. Serin. Glycin ist die kleinste Aminosäure und kann so perfekt Zwischenräume zwischen größeren Aminosäuren schließen, was ebenfalls für eine besonders hohe Stabilität und Zugfestigkeit sorgt.

Im Körper des Menschen werden hauptsächlich vier Collagen-Typen entsprechend dem Vorkommen unterschieden:

Typ I - Haut, Sehnen, Kochen, Bänder, Faserknorpel, innere Organe
Typ II - Knorpel, Glasköper Auge
Typ III - Blutgefäße, Unterhaut, Haare
Typ IV - Basalmembran der Haut

Die körpereigene Collagenproduktion nimmt etwa ab dem 25. Lebensjahr kontinuierlich ab. Eine verminderte Collagenproduktion zeigt sich äußerlich durch Falten, erschlafftes Bindegewebe und Cellulite. Sie wirkt sich aber auch auf Muskeln, Gelenke, Gefäße, Organe aus.

Der Schutzeffekt von Collagen auf die Darmwand

Collagen kann die angegriffene Darmschleimhaut beim Leaky Gut Syndrom regenerieren, in dem es die „Tight Junctions" kräftig und dicht macht. Diese schmalen Bänder aus Membranproteinen sind verantwortlich dafür, dass nur nützliche Stoffe in den Blutkreislauf gelangen, für schädliche Substanzen bleibt die Darmbarriere geschlossen.

Ein wichtiges Element von Collagen ist hier die Aminosäure Glycin, die einerseits vor freien Radikalen und antioxidativem Stress im Darm schützt und andererseits Schäden und Verletzungen an der Darmschleimhaut reparieren kann. Glycin ist ebenfalls Baustein für das Tripeptid Glutathion und trägt dazu bei, dass dieses Molekül in den Zellen als starkes Antioxidans wirkt. Überschüssige Säure wird gebunden und verhindert so Beschädigungen an der Darmwand. Glycin kann der Körper selbst aus anderen Aminosäuren wie beispielsweise Serin produzieren. Serin ist reichlich in Sojabohnen, Linsen, Hirse, Erdnüssen oder Walnüssen enthalten.

Prolin und Hydroxyprolin als weitere Schlüsselfaktoren der Collagen-proteine besitzen ausgeprägte Wirkeigenschaften zur Wundheilung und Immunstärkung.

Eine weitere Aminosäure, die in Collagen, wenn auch in geringen Mengen, vorkommt, ist Glutamin, welche die Funktion der „Tight Junctions" aufrechterhält. Glutamin bewirkt, dass die nützlichen Darm-bakterien weniger Aminosäuren aus der Nahrung abbauen, die dann über die Blutbahn direkt in die Zellen gelangen, wo sie zur weiteren Verwertung zur Verfügung stehen. Durch Glutamin wird zudem die Bildung des wichtigen Antikörpers Immunglobin A gefördert.

Collagen kann somit zur Heilung und Stärkung der Darmschleimhaut beitragen. Da Collagenproteine große Mengen Wasser an sich binden, entsteht im Darm eine gelartige Schutzschicht für die angegriffene Schleimhaut. Auch die Durchblutung der Magen-/Darmschleimhaut verbessert sich durch die enthaltenen Aminosäuren.

Direkte Zufuhr von gelösten Collagen aus tierischen Quellen

Direkt verfügbares Collagen findet sich in tierischem Gewebe wie Haut, Sehnen, Knorpel, Knochen. Hier stehen vor allen Dingen die bestens bekannte und seit Jahrhunderten bewährte Knochenbrühe wie auch die aus tierischem Bindegewebe gewonnene Gelatine im Vordergrund.

Knochenbrühe zählt zu den ältesten Hausmitteln der Menschheit, sei es bei Erkältungskrankheiten, Magen-/Darmproblemen oder allgemeiner Schwäche. Das in ihr gelöste Collagen kann vom Körper leicht aufgenommen und verwertet werden.

In der Küche kennt man die Speisegelatine zum Festigen und Stabilisieren von Sülze, Tortencremes, Puddings, Desserts. In der industriellen Süßwarenherstellung ist Gelatine eine wichtige Komponente für Fruchtgummis und Kaubonbons. Sie ist darüber hinaus in zahlreichen Fertigprodukten, Wein und Medikamenten enthalten.

Gelatine ist, einfach ausgedrückt, das aus tierischem Bindegewebe von Rind, Schwein oder Fisch herausgelöste Collagen. Um die Gelatine für Verbraucher und Industrie verarbeitungsfähig zu machen, erfolgen unterschiedliche Verfahren. Merkmal der Gelatine ist, dass sie im Zusammenspiel mit Flüssigkeit eine geleeartige Konsistenz bildet. Daneben findet sich auch das so genannte Collagen-Hydrosolat, das u. a. in Collagen-Nahrungsergänzungsmitteln verwendet wird. Hier wurden die Collagenketten der Gelatine getrennt, um die Wasserlöslichkeit des Collagens zu erreichen.

Collagen-Bausteine aus pflanzlichen Nahrungsmitteln

Aminosäuren sind die Baustoffe für Proteine im menschlichen Körper, also auch für Collagen. 20 Aminosäuren benötigt der Körper, damit alle Prozesse reibungslos ablaufen, 11 davon kann er durch eigene Bausteine herstellen. Die übrigen 9 Aminosäuren müssen über die Nahrung zugeführt werden, weshalb sie auch als essentielle Aminosäuren bezeichnet werden. Hierbei handelt es sich um Histidin, Isoleucin, Leucin, Lysin, Methionin, Phenylalanin, Threonin, Tryptophan und Valin.

Enthalten sind die essentiellen und semi-essentiellen Aminosäuren sowohl in tierischen als auch pflanzlichen Nahrungsmitteln. Gute tierische Quellen für Aminosäuren sind Fleisch, Fisch, Eier, Milch. Gerade pflanzliche Lebensmittel enthalten Aminosäuren in reicher, unterschiedlicher Zusammensetzung und sind daher ideal, um die benötigten Aminosäuren, die für die Collagenbildung erforderlich sind, optimal aufzunehmen. Eine ausgewogene und intelligente Kombination gewährleistet, dass von jeder Aminosäure genügend zugeführt wird.

Auch Veganer können die körpereigene Collagenherstellung mit eiweißreicher, pflanzlicher Ernährung ankurbeln.

Relevant für die Collagenproduktion sind pflanzliche Lebensmittel wie Getreide, Pseudogetreide (für Menschen mit Glutenunverträglichkeit), Hülsenfrüchte, Nüsse, Samen, Kerne, Kohl, Kartoffeln, Vitalpilze.

Zu den pflanzlichen Lebensmitteln, die essentielle Aminosäuren sowie viele weitere Aminosäuren enthalten und ebenfalls reich an Vitaminen und Mineralstoffen sind, zählen:

- Brokkoli, Spinat, Kartoffeln
- Sojabohnen, weiße Bohnen, Kidneybohnen, Linsen, Kichererbsen
- Dinkel, Roggen, Hirse
- Quinoa, Buchweizen
- Haferkleie, Chiasamen, Leinsamen, Hanfsamen, Mohn, Sesam
- Kürbiskerne, Sonnenblumenkerne, Pistazien
- Erdnüsse, Mandeln, Paranüsse
- Vitalpilze wie Shiitake, Mu Err, Steinpilz

Aus Gemüse und Vitalpilzen lässt sich auch eine vegane Alternative zur Knochenbrühe herstellen.

Wichtige Vitalstoffe zur körpereigenen Collagen-Synthese

Für die körpereigene Collagenbildung aus Aminosäuren werden noch weitere Vitalstoffe benötigt. Unerlässlich ist Vitamin C, gefolgt von Zink. Auch Silicium, das in Kieselerde vorhanden ist, trägt zur Collagenbildung bei.

Vitamin C regt die Produktion der beiden Enzyme Prolysil und Lysyloxidase an, welche an der Stabilisierung der Aminosäureketten, u. a. durch die Bildung von Querverbindungen, beteiligt sind. Vitamin C sorgt ebenfalls dafür, dass bedeutende Gene für die Collagenbildung vervielfältigt werden. Collagen, dessen Herstellung von viel Vitamin C profitiert, zeigt zudem eine sehr gute Qualität, die sich bei der Regeneration von verletztem oder beschädigtem Gewebe deutlich bemerkbar macht.

Obst und Gemüse sind ideale Vitamin-C-Lieferanten. Viel Vitamin C enthalten Brokkoli, Rosenkohl, Grünkohl, Paprika, Petersilie, Zitronen, schwarze Johannisbeeren, Guave, Hagebutten, Sanddorn.

Alle Zellen benötigen für ihre Funktion und Arbeitsweise das Spurenelement Zink, es ist lebensnotwendig für Stoffwechsel, Wachstum, Immunstärkung, Wundheilung. Auch die Collagenbildung ist von Zink abhängig. Pflanzliche Zinkquellen sind u. a. Kürbis- und Sonnenblumenkerne, Sesam, Haferflocken, Weizenkleie, Quinoa. Da Kaffee und Tee die Aufnahme von Zink hemmen, sollte der Genuss dieser Getränke nicht zeitgleich mit den zinkhaltigen Lebensmitteln erfolgen.

Silicium ist ein wichtiger Baustein für Haare, Nägel, Bindegewebe und Knochen. Das Spurenelement wird oft auch als Kieselerde bezeichnet, da Kieselerde besonders reich an Silicium ist. Es wird für Collagenkomponenten, welche die Haut straffen und zur Knorpelbildung beitragen, benötigt. Silicium findet sich in Weizen, Hafer, Hirse, Spinat, Kartoffeln und kann auch über Mineralwasser zugeführt werden.

Collagen als Nahrungsergänzungsmittel

Collagen-Nahrungsergänzungsmittel sind in Form von Pulver, Tabletten und Kapseln erhältlich. Sie bestehen aus Collagenhydrosolat, also extrahiertem, gespaltenem und getrocknetem Collagen tierischen Ursprungs, das wasserlöslich ist. Oft wird auch die Bezeichnung Collagenpeptide verwendet. Zu beachten ist, dass viele dieser Produkte oft entweder auf Haut, Haare, Knochen oder Gelenke ausgerichtet und daher mit weiteren Substanzen wie Q10 oder Hyaluronsäure kombiniert sind. Für die Collagenversorgung bietet es sich an, zu reinen, allergenfreien Produkten ohne jegliche Zusatzstoffe zu greifen.

Colostrum

Colostrum ist keine neue Erfindung unserer Zeit, sondern ein natürliches Mittel, das schon im 18. Jahrhundert bei verschiedenen gesundheitlichen Herausforderungen zum Einsatz kam. Entdeckt wurde Colostrum seinerzeit durch die Beobachtung, dass neugeborene Rinder innerhalb kurzer Zeit ein rasantes Wachstum an den Tag legten, welches offensichtlich mit deren Versorgung mit Erstmilch bzw. Vormilch der Mutterkühe möglich wurde.

Doch nicht nur Kälber kommen in den Genuss dieser wertvollen Milch, sondern jedes Säugetier und somit auch der Mensch. Diese Erstmilch, die auch als Biestmilch und heute hauptsächlich als Colostrum bezeichnet wird, bildet sich während der Schwangerschaft und steht jedem Neugeborenen innerhalb von 48 Stunden nach der Geburt zur Verfügung, und zwar bevor die eigentliche Brustmilch gebildet wird.

Sinn und Zweck der Erstmilch ist es, das Neugeborene mit allen lebenswichtigen Nährstoffen zu versorgen und damit gegen Krankheiten zu wappnen. Am Anfang besteht die wichtigste Aufgabe darin, das Neugeborene vor Bakterien, Viren und Pilzen zu schützen.

Die Konzentration der Erstmilch von Kühen ist 40-Mal höher als die der menschlichen Erstmilch. Im Unterschied zum Menschen ist das Immunsystem von neugeborenen Wiederkäuern deutlich schwächer, sodass die besonders gehaltvolle Erstmilch hier die wichtige Aufgabe innehat, das noch sehr schwach funktionierende Immunsystem zu stärken.

Dennoch ist im Hinblick auf entscheidende DNA-Sequenzen die Erstmilch von Kühen zu 99 % mit der Erstmilch von Menschen vergleichbar. Hierdurch ist es möglich, dass der Mensch auch von Kühen gewonnene Erstmilch verwerten und nutzen kann. Dies machten unsere Vorfahren übrigens schon mit großem Erfolg, sodass Colostrum häufig ein wichtiger Bestandteil bei der Bekämpfung von Infektionen war. Und zwar bis zu der Zeit, als durch die Entdeckung von Antibiotika viele andere natürliche Mittel in der Versenkung verschwanden.

Der Wirkmechanismus vom Colostrum ist einerseits durch die reichhaltig vorhandenen Nährstoffe wie Enzyme, Vitamine, Mineralien und Aminosäuren möglich, aber ganz besonders auch durch die äußerst wertvollen

Immunglobuline. Neugeborene werden hierdurch vor schädlichen Umwelteinflüssen geschützt.

Ein Teil der Immunfaktoren und Immunglobuline verbleibt direkt in der Darmschleimhaut, sodass das Colostrum nicht nur zu einer verbesserten Darmflora beiträgt, sondern auch einen Schutz vor unerwünschten Eindringlingen bildet. Darüber hinaus leisten auch die im Colostrum enthaltenen epithelialen und epidermalen Wachstumsfaktoren einen wertvollen Beitrag bei der Behandlung des Leaky Gut, indem diese den Reparaturmechanismus der Tight Junctions unterstützen.

Stets mit der empfohlenen Dosierung begonnen, diese kann im weiteren Verlauf gesteigert werden. Nebenwirkungen sind bei zu hohen Dosierungen nicht ausgeschlossen - Kopfschmerzen, erhöhte Temperatur, Verdauungsbeschwerden und Übelkeit sind typische Symptome. In der Regel verschwinden diese innerhalb von zwei Tagen.

Wichtig zu wissen ist, dass Colostrum Spuren von Laktose und Kasein enthalten kann. Dies ist besonders bei Ware mit geringer Qualität der Fall. Überhaupt sollte bei Colostrum auf Hochwertigkeit der Produkte geachtet werden, denn nicht alle sind gleich beschaffen. Abhängig davon und auch im Hinblick darauf, wofür das Präparat eingesetzt werden soll, sind einige Dinge zu berücksichtigen:

Herkunft:

Colostrum kann aus verschiedenen Quellen gewonnen werden. Von der Ziege und dem Schaf ist es ebenso erhältlich, wie vom Rind. Der Vorteil von Colostrum vom Rind ist, dass dieses zu 99 % identisch zur menschlichen Variante ist. Beim Kauf sollte auf die Angabe „100 % Colostrum" geachtet werden. „Colostrum-Molke" enthält hingegen Übergangsmilch.

Nachhaltigkeit:

Das Kalb sollte mindestens die Hälfte des Colostrums erhalten, sodass dessen Bedürfnisse ausreichend abgedeckt werden können.

Zeitpunkt:

Um die Stoffe zu erhalten, welche den Darm reparieren sollen, ist es wichtig, dass innerhalb von acht Stunden nach der Geburt des Kalbes gemolken wird. Erstmilch, die in diesem Zeitfenster gewonnen wird, verfügt über die höchste Konzentration von Wachstumsfaktoren und Bestandteilen für die Immunität.

Verarbeitung:

Wird Colostrum minimal verarbeitet, besteht die Möglichkeit, es mithilfe eines Sprühtrocknungsverfahrens länger haltbar zu machen. Allerdings kann es hier zu einem Qualitätsverlust kommen, wenn die empfohlene Grenztemperatur von 42 °C überschritten wird.

Colostrum gibt es in unterschiedlichen Darreichungsformen, nämlich in flüssiger Form, in Kapseln und Kautabletten. Bei der Herstellung von Tabletten sollte darauf geachtet werden, dass ein schonendes Gefriertrocknungsverfahren zum Einsatz kommt.

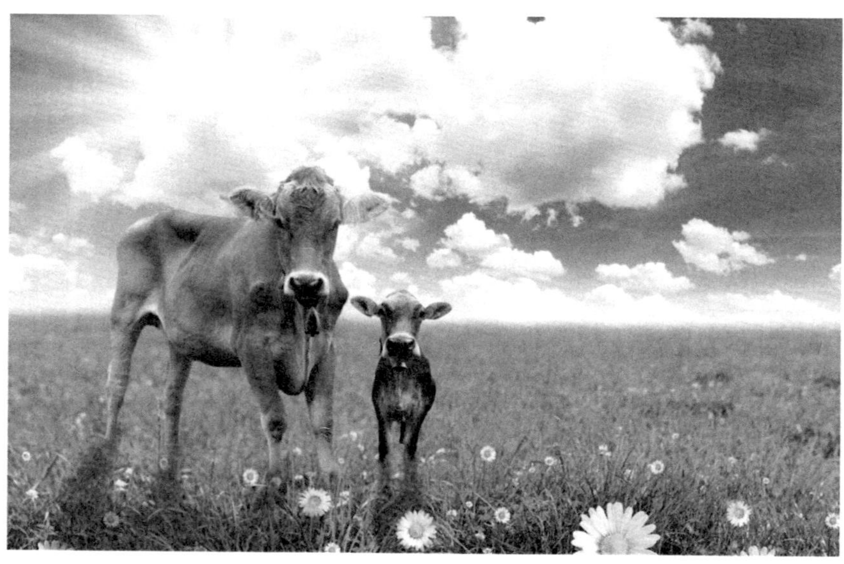

Enzyme

Wenn es „Wunderwaffen" im menschlichen Körper gibt, dann gehören ganz sicher die Enzyme dazu. Es ist nicht übertrieben zu sagen, dass Enzyme sogar unser gesamtes Leben ausmachen, denn immerhin sind sie am gesamten menschlichen Stoffwechselprozess beteiligt und vollbringen hier hochkomplexe biochemische Reaktionen. Keine einzige dieser Reaktionen ist ohne die Beteiligung von Enzymen möglich.

Pro Sekunde finden ca. 30 Billiarden derartiger Reaktionen statt, an denen über 10.000 verschiedene Enzyme beteiligt sind. Allein schon diese Zahlen lassen erahnen, wie bedeutsam Enzyme für das menschliche Leben sind. Doch damit nicht genug, denn darüber hinaus beschleunigen oder hemmen Enzyme bestimmte Stoffwechselprozesse, sodass sie auch als Biokatalysatoren fungieren. Stehen Enzyme nicht in ausreichender Menge zur Verfügung, äußert sich dies durch über 200 verschiedene gesundheitliche Beeinträchtigungen.

Jedes einzelne Enzym hat spezifische Aufgaben und unterschiedliche Funktionen inne. So sind Verdauungsenzyme dafür verantwortlich, Nahrung in ihre Einzelbausteine zu zerlegen. Sie sind der Dreh- und Angelpunkt für eine funktionierende Verdauung, denn auch die enthaltenen Nährstoffe wie Vitamine, Mineralstoffe und Spurenelemente können nur mit Hilfe von Enzymen überhaupt vom Körper aufgenommen werden. Man kann also noch so hochwertige Lebensmittel zuführen – die darin enthaltenen Nährstoffe können nur dann vom Körper genutzt werden, wenn entsprechende Enzyme vorhanden sind.

Verdauungsenzyme werden in der Bauchspeicheldrüse produziert wie Pepsin, Amylase, Lipase und Chymotrypsin. Eines der bekanntesten Verdauungsenzyme ist die Laktase, die dafür benötigt wird, die in Milchprodukten enthaltene Laktose zu verstoffwechseln.

Ist die Bauchspeicheldrüse aus irgendwelchen Gründen geschwächt, löst dies eine Kettenreaktion im Verdauungsprozess aus, weil die zugeführte Nahrung nur unvollständig aufgespalten werden kann. Typische Verdauungsbeschwerden wie Blähungen, Bauchschmerzen, Durchfall oder Übelkeit lassen dann nicht lange auf sich warten, und je länger dieser Zustand andauert, umso mehr manifestieren sich die Probleme.

Besonders für die Darmgesundheit bedeuten sie eine große Gefahr, denn unzureichend vorverdauter Nahrungsbrei führt hier zu Fäulnisprozessen und einer Schädigung der Darmflora und –schleimhaut mit all den daraus resultierenden Folgeerscheinungen wie die Ausbreitung von schädlichen Darmbakterien, Hefepilzen und belastenden Giftstoffen und Abbauprodukten.

Somit kann eine durchlässige Darmschleimhaut durch fehlende Enzyme begünstigt werden beziehungsweise kann eine Ausheilung der geschädigten Darmschleimhaut nicht gelingen, so lange ein Enzymmangel besteht. Im Umkehrschluss bedeutet dies aber auch, dass die Darmgesundheit und die Heilung der Darmschleimhaut durch eine ausreichende Enzymversorgung unterstützt werden. Dies gelingt durch die Einnahme entsprechender Enzympräparate, die zu jeder Mahlzeit verabreicht werden und die Nahrung besser aufschließen.

Die meisten Enzympräparate bestehen aus einer Kombination mehrerer Enzyme wie Protease (für Proteine), Amylase (für Kohlenhydrate), Lipase (für Fette) und Laktase (für Milchprodukte). Es gibt aber auch Präparate mit einzelnen Enzymen, sodass man je nach persönlichen Bedürfnissen entsprechend auswählen kann.

Besonders betrifft dies Nahrungsmittelintoleranzen, deren Symptome durch die Einnahme von Enzymen gelindert werden können, beispielsweise Laktasetabletten bei einer Laktoseintoleranz und DAO-Kapseln bei einer Histaminintoleranz. Die DAO (Diaminoxidase) ist ein Enzym, das für den Abbau von überschüssigem Histamin im Darm erforderlich ist. Es wird in der Darmschleimhaut produziert, sodass eine erfolgreiche Darmsanierung die DAO-Produktion verbessert.

Die meisten Enzympräparate werden direkt vor einer Mahlzeit eingenommen und zeigen sehr schnell ihre Wirkung. Völlegefühl und Müdigkeit direkt nach einer Mahlzeit lassen sich hierdurch reduzieren. Die zuvor für die Verdauung benötigte Energie steht stattdessen für andere Körperaktivitäten zur Verfügung.

Hinzukommt, dass der Nahrungsbrei den Verdauungstrakt wesentlich schneller passieren kann, sodass sich die Verweildauer im Darm deutlich verkürzt und sich das Risiko von Fäulnis- und Gärungsprozessen reduziert. All dies resultiert in einem häufigeren Stuhlgang und somit einer spürbaren Entlastung für den Darm.

Flohsamenschalen

Flohsamenschalen gehören der Gattung der Wegeriche an und werden auch als Psyllium oder Indische Flohsamenschalen bezeichnet.

Sie wurden seinerzeit schon von der bekannten Hildegard von Bingen zur Verbesserung vielfältiger gesundheitlicher Beeinträchtigungen eingesetzt. Heute werden Flohsamenschalen besonders zur Unterstützung der Darmgesundheit verwendet, denn sie sorgen für eine regelmäßige Verdauung sowie eine Reduzierung von Fäulnisprozessen und Darmgasen. Der Darm erfährt somit eine sehr effektive Reinigung.

Möglich wird dies durch den extrem hohen Gehalt an wasserlöslichen Ballaststoffen, der weitaus höher liegt als bei bekannten Getreidesorten. So enthalten 100 g Flohsamenschalen ca. 70 g Ballaststoffe, die gleiche Menge Haferkleie verfügt lediglich über 5 g.

Durch diesen hohen Ballaststoffanteil verfügen Flohsamenschalen über eine extreme Quellfähigkeit, die bis zu zehnfach höher liegt als die ursprüngliche Menge. Dies führt dazu, dass sich das Stuhlvolumen enorm vergrößert, sodass ein stärkerer Druck auf die Darmwand ausgeübt wird. Hieraus resultieren eine reflexartige Darmentleerung und ein regelmäßiger Stuhlgang. Damit dies gelingt, ist das Trinken einer ausreichenden Wassermenge unerlässlich, denn andernfalls können die Flohsamenschalen nicht ausreichend aufquellen.

Die Verträglichkeit von Flohsamenschalen ist unterschiedlich, Personen mit einer Fructoseintoleranz vertragen sie meistens nicht. Um die persönliche Verträglichkeit herauszufinden, sollte mit kleinen Mengen begonnen werden und eine langsame Steigerung erfolgen.

Flohsamenschalen sind als reines Flohsamenprodukt erhältlich, häufig gibt es sie aber auch in Kombination mit diversen anderen Substanzen, die bei einer Darmsanierung zum Einsatz kommen.

Glucosamin (NAG)

N-acetyl-glucosamine (NAG) ist ein gewebestabilisierender Aminozucker, der aus Aminosäure und Glukose besteht. Glucosamin wird von amerikanischen Therapeuten neben dem L-Glutamin als das wichtigste Mittel zur Wiederherstellung der Darmschleimhaut angesehen. Denn ebenso wie L-Glutamin unterstützt Glucosamin die körpereigenen Reparaturmechanismen.

Der Wirkmechanismus von Glucosamin wird darüber hinaus auch auf die entzündungshemmenden Eigenschaften zurückgeführt. Diese sind von so großer Intensität, dass Glucosamin auch bei entzündlichen Darmerkrankungen wie Morbus Crohn und Colitis Ulcerosa sowie bei entzündungsbedingten Gelenkschmerzen zum Einsatz kommt.

Katzenkralle

Traditionell wird die im peruanischen Regenwald beheimatete Pflanze von Indianern bei Erkrankungen des Magen-Darmtraktes eingesetzt.

Inzwischen ist das Wissen über die Heilwirkung auf das Verdauungssystem von Katzenkralle in der westlichen Welt angekommen und durch Studien erforscht und belegt worden. So weiß man nun, dass sie in hohem Maße antioxidierend, antiviral, antikarzinogen und entzündungshemmend wirkt. In zahlreichen Tests konnte gezeigt werden, dass sich Entzündungen um bis zu 70 % reduzieren können.

Möglich wird der vielfältige Effekt durch den enthaltenen Hauptwirkstoff „Isopteridin", der sich besonders auf die Immunabwehr positiv auswirkt. Darüber hinaus verfügt die Katzenkralle über mehr als 50 weitere Wirkstoffe. Für die Darmgesundheit sind besonders das „Hirustin" und das in den Alkaloiden enthaltene „Ornithin" von Vorteil. Während durch Hirustin die Darmflora wieder ins Gleichgewicht gebracht werden kann, schützt das in den Alkaloiden enthaltene Ornithin vor Entzündungen und Infektionen und ist außerdem ein wirksamer Bestandteil gegen Pilze und Bakterien.

Bei all diesen wertvollen Eigenschaften verwundert es nicht, dass Katzenkralle die Behandlung des Leaky Gut sehr effektiv unterstützen kann.

L-Arginin

L-Arginin ist eine semi-essenzielle Aminosäure, die der Mensch zwar selbst herstellen kann, allerdings nicht in der meist benötigten Menge.

L-Arginin wird in der orthomolekularen Medizin als ein Multitalent gesehen, und in der Sportwelt ist es eine beliebte Substanz zur Leistungssteigerung.

Unter gesundheitlichen Aspekten betrachtet ist L-Arginin besonders aufgrund der Stärkung des Immunsystems interessant, indem die Produktion von weißen Blutkörperchen angeregt wird. Wertvoll ist aber auch die Stärkung des Zellaufbaus. Für die Zellen der Darmschleimhaut ist L-Arginin ein wichtiges Energiesubstrat und sorgt für die Aufrechterhaltung einer intakten Barrierefunktion.

Bedeutsam beim Leaky Gut ist darüber hinaus auch die Fähigkeit von L-Arginin, giftiges Ammoniak zu binden und auszuscheiden, sodass dieses nicht in den Blutkreislauf übertreten kann.

Mit einer gezielten Ernährungsweise kann die L-Arginin-Versorgung unterstützt werden, jedoch reichen diese Mengen bei therapeutischem Bedarf in der Regel nicht aus. Reichhaltige L-Arginin-Lieferanten sind neben Fleisch und Meeresfrüchten auch Kürbiskerne, Hülsenfrüchte und Nüsse.

L-Glutamin

Wenn es um die Behandlung vom Leaky Gut geht, so hat sich L-Glutamin von Beginn an als eines der wirksamsten Mittel gezeigt, indem es die „Reparaturarbeit" der undichten Darmschleimhaut unterstützt. Dies ist nicht verwunderlich, wenn man weiß, dass eine der wichtigsten Aufgaben, die L-Glutamin erfüllt, die Funktionserhaltung und Zellregeneration der Darmschleimhaut ist. Darüber hinaus ist es in der Lage, die Zellwände in ihrer Dicke zu verstärken, sodass bestimmte Eindringlinge erfolgreich abgewehrt werden können.

L-Glutamin zählt zu den Aminosäuren, die für das Zellwachstum, sowie für die Bildung von Proteinen zur Zellgeweberegeneration von großer Bedeutung sind. In gewisser Menge produziert der menschliche Körper diese Aminosäure selbst.

Weiterhin ist Glutamin auch in Lebensmitteln wie Fleisch und Fisch, Hülsenfrüchten und Gemüse enthalten, wobei die Anteile jedoch generell eher gering sind und schon ein erheblicher Verzehr notwendig wäre, um einen L-Glutamin-Mangel auszugleichen oder einen therapeutischen Effekt zu ermöglichen.

Glutamin ist an einer Vielzahl von Stoffwechselvorgängen beteiligt und findet sich daher auch in sehr hoher Konzentration im Blut, in der Gehirn- und Rückenmarksflüssigkeit sowie in den Muskelzellen.

In stressigen Situationen, bei hoher körperlicher oder geistiger Leistung sowie bei Infekten und chronischen Erkrankungen benötigt der Körper sehr viel Glutamin, was bei einem Glutamin-Mangel zu Problemen führen kann. Gerade im Alter reduziert sich die körpereigene Produktion dieser Aminosäure, was eine Nahrungsergänzung mit L-Glutamin sinnvoll macht.

Der Magen-Darm-Trakt, und hier insbesondere der Dünndarm, beansprucht die meiste Menge an L-Glutamin, denn diese Aminosäure ist der Energielieferant für die Bestandteile der Darmepithelzellen. Liegt ein L-Glutamin-Mangel vor, kann die Darmschleimhaut durchlässiger werden.

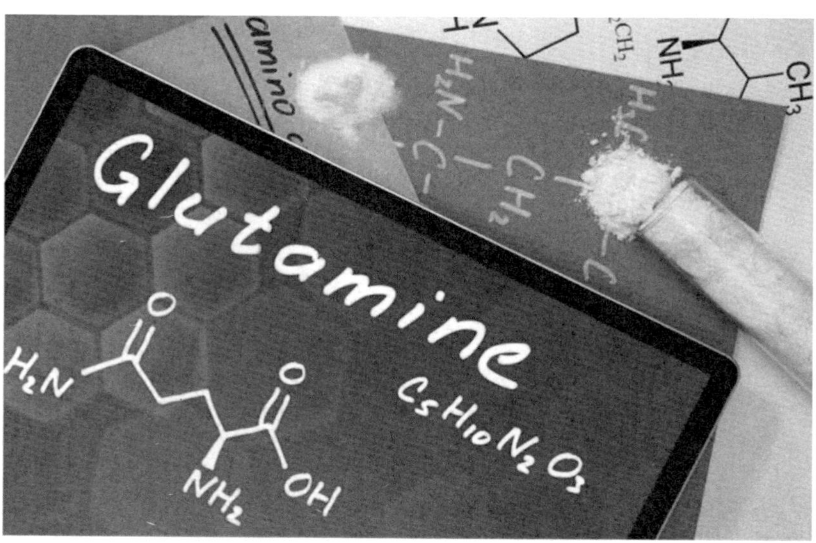

L-Glutamin bei chronischen gesundheitlichen Problemen und Leaky Gut

Forscher belegen die Förderung einer gesunden Verdauung sowie die Unterstützung der Gehirnfunktionen durch L-Glutamin. Studien mit Glutamin haben auch gezeigt, dass es ein Schutzschild gegen den Abbau der Darmschleimhaut bildet und Löcher „stopft". Hiervon profitieren gesundheitliche Probleme mit unterschiedlicher Symptomatik wie etwa Darmprobleme, Autoimmunprobleme, Nahrungsmittelallergien.

Hinsichtlich der Darmgesundheit kann L-Glutamin als „Wartungsmittel" angesehen werden. Glutamin zeigt sowohl in Studien als auch bei Anwendern eine schützende Wirkung auf die Darmschleimhaut und verbessert die Darmbarriere-Funktion. Das Absterben der Epithelzellen wird verhindert, die Darmflora bei ihrer Regeneration unterstützt, das Immunsystem angekurbelt.

Weitere gesundheitliche Unterstützung durch L-Glutamin

L-Glutamin ist im Körper vielfach aktiv, sodass eine Nahrungsergänzung mit dieser Aminosäure die Gesundheit in mehrfacher Hinsicht unterstützt. L-Glutamin wirkt an folgenden Prozessen maßgeblich mit:

- Regulierung des Säure-Basen-Haushalts
- Zellneubildung der Haut (sorgt für ein glattes, festes und elastisches Erscheinungsbild)
- Haarwachstum, Neubildung von Haarzellen
- Aufbau und Erhalt der Muskulatur
- Unterstützung des Immunsystems
- Schutz des Gehirns vor dem Zellgift Ammoniak
- Verbesserung von Gedächtnisleistung und Konzentration
- Förderung von Entspannung, innerer Ruhe, Ausgeglichenheit, Stressabbau, Schlaf

Darreichungsformen und Empfehlungen

L-Glutamin ist in verschiedenen Darreichungsformen erhältlich: Pulver und Tabletten. Marke und Typ von L-Glutamin sind bei der Auswahl bedeutend. Zu bevorzugen ist nach Erfahrungsberichten von Anwendern aus Amerika die Pulverform, da hier die Konzentration im Verhältnis zu den Tabletten höher ist. Zudem freut sich auch das Portemonnaie, denn in der Regel ist die Pulverform deutlich günstiger als die Tablettenvariante.

Das L-Glutamin Pulver sollte rein und weitestgehend frei von anderen Zusatzstoffen sein. All-in-One-Nahrungsergänzungsmittel, die verschiedene Defizite ausgleichen und unter anderem L-Glutamin enthalten, sind weniger geeignet, da hier auch Substanzen vorhanden sein können, auf die der Körper mit Ablehnung oder Verschlimmerung reagiert.

Es ist nicht verschreibungspflichtig und über Apotheken oder Internetshops erhältlich. Und es ist im Übrigen eines der kostengünstigsten Präparate, das für die Behandlung vom Leaky Gut zur Verfügung steht.

Wichtig: Verwechseln Sie L-Glutamin nicht mit Glutaminsäure!

Anpassung der individuellen Dosierung

L-Glutamin ist kein Sofort-Wunderheilmittel, es braucht seine Zeit, bis sich die Wirkung einstellt und der Körper sich daran gewöhnt hat. Zuviel in zu kurzer Zeit überfordert den Organismus, das ist wie mit allem. Daher sollte die Dosis langsam und über einen Zeitraum von mehreren Wochen langsam erhöht werden.

Die täglich erforderliche Dosierung variiert von 1 bis zu 30 Gramm, je nach Schweregrad des Leaky Gut Syndroms. Dabei kann mit einer Dosis von 1 Gramm am Tag begonnen werden, die sich dann peu à peu steigert. Ob Sie im Anschluss daran weiter erhöhen, hängt von der Wirkweise und der Verträglichkeit ab. Übereilen Sie nichts und üben Sie sich in Geduld.

L-Glutamin - mögliche Nebenwirkungen

Jeder kann L-Glutamin in Form einer Nahrungsergänzung für sich selbst testen, allerdings zeigt sich die Wirkung bei jedem etwas anders. Und nicht jeder muss L-Glutamin vertragen.

So werden von Anwendern gelegentlich auch Nebenwirkungen berichtet wie beispielsweise Schwindel, Kopfschmerzen, Durchfall, Blähungen, Verstopfung, Herzrasen, Angst oder Benommenheit. Es ist auch möglich, dass L-Glutamin zu Beginn problemlos vertragen wird, sich aber im Laufe der zeit Unverträglichkeiten zeigen.

Das heißt, wenn Sie bemerken, dass es Ihnen nicht guttut, oder Sie Nebenwirkungen bzw. eine Verschlimmerung der Symptome verspüren, sollten Sie die Nahrungsergänzung absetzen. Hier sollten dann andere Wege gefunden werden, um die Darmschleimhaut zu schützen, zumal es diverse Möglichkeiten dafür gibt. L-Glutamin ist eine Empfehlung, jedoch kein Non-Plusultra.

Das ist aber wie bei allen Wirkstoffen, jeder Organismus kann darauf anders reagieren, da auch die Genetik der Epithelzellen, die Beschaffenheit der Darmflora und der Hormonspiegel von Mensch zu Mensch variieren und Einfluss auf die Verträglichkeit nehmen.

Mit der L-Glutamin Ergänzung haben Sie einen Baustein in der Hand, der hilft, das System zu schützen und im Gleichgewicht zu halten. Aber ein festes Fundament braucht eben mehr, damit es auch Bestand hat.

Mucosa compositum

Mucosa compositum ist ein homöopathisches Mittel, das den Aufbau von Schleimhäuten unterstützt und die Funktion der Schleimhäute verbessert. Es kann begleitend neben anderen Präparaten zur Behandlung des Leaky Gut eingesetzt werden.

Erhältlich ist Mucosa compositum in Form von Ampullen, die injiziert oder oral verabreicht werden.

Mariendistel

Traditionell gilt die Mariendistel und der darin enthaltene Wirkstoff Silymarin als Mittel zur Behandlung der Leber und Unterstützung der Verdauungsfunktionen. Längst konnten mehrere hundert Studien die vielfältigen gesundheitsfördernden Eigenschaften der Mariendistel belegen. Somit zählt diese fantastische Heilpflanze heute zu den wertvollsten in der Phytotherapie und zu denen, die am häufigsten verwendet werden.

Wenn es um die Leber geht, ist die Mariendistel die Nummer 1 der pflanzlichen Präparate. Durch sie wird die Leber vor schädlichen Toxinen geschützt, und die Entgiftungsfähigkeit sowie die Regeneration der Leberzellen und die Gallensaftproduktion werden angeregt. Darüber hinaus ist die Mariendistel ein hochwertiges Antioxidanz und kann zur Steigerung des Glutathionlevels in den Zellen beitragen.

Bei der Behandlung des Leaky Gut ist jedoch nicht nur die positive Wirkung auf die Leber von großem Nutzen, sondern Mariendistel soll sich auch entzündungshemmend auf die Darmschleimhaut auswirken.

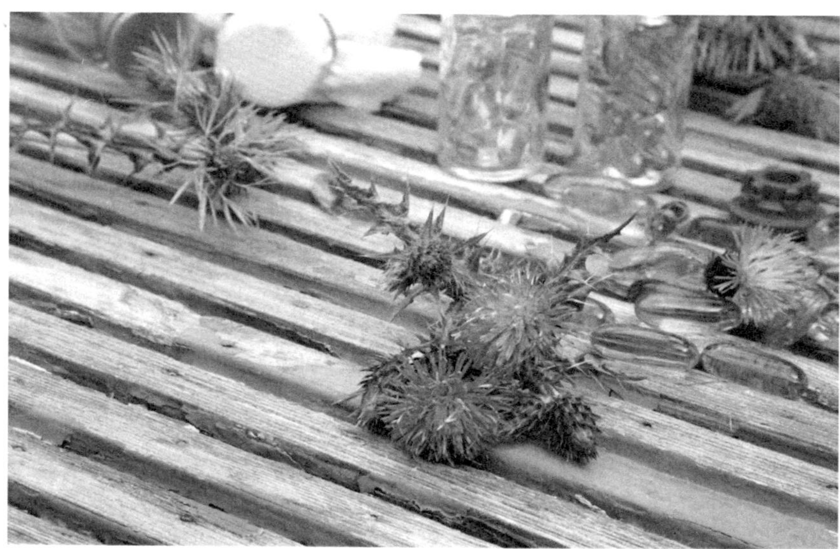

Okoubaka

Okoubaka ist eine natürliche Gerbstoffarznei, die seit jeher traditionell in westafrikanischen Ländern zur Behandlung vielfältiger gesundheitlicher Probleme eingesetzt wird.

In der westlichen Welt ist das Wissen über Okoubaka noch sehr jung, und dieses geht insbesondere auf die bekannte Naturheilkundlerin Frau Dr. Veronica Carstens zurück. Sie war es, die im Jahre 1999 in der Zeitschrift NATUR UND MEDIZIN das Wissen der breiten Öffentlichkeit zugänglich machte, und die auch mir seinerzeit dieses Präparat zur Behandlung einer Amalgamvergiftung und der daraus resultierenden gesundheitlichen Probleme nahelegte.

Inzwischen gibt es zahlreiche naturheilkundlich orientierte Therapeuten, die auf die beeindruckenden gesundheitsförderlichen Eigenschaften von Okoubaka schwören.

Okoubaka wird aus der getrockneten Astrinde des Okoubaka aubrevillei hergestellt, ein Baum, der in Westafrika beheimatet ist. Ursprünglich wurde Okoubaka als giftneutralisierendes Mittel eingesetzt, indem Vorkoster es für den Häuptling zugedachten Mahlzeiten beimischten, um ihn und sich selbst vor eventuellen Giftattacken zu schützen.

Heute weiß man, dass Okoubaka seine Wirkungsweisen im Darm entfaltet und hier sogar zur Abdichtung einer durchlässigen Darmschleimhaut beitragen kann. Außerdem ist es in der Lage, Abfallprodukte einschließlich der Toxine zu binden und über den Darm auszuleiten.

Okoubaka wird mittlerweile für verschiedenste Magen- und Darmbeschwerden eingesetzt, wie z. B. beim Reizdarm, nach Antibiotikabehandlungen, sowie bei Allergien, Nahrungsmittelintoleranzen und Heuschnupfen.

Da Okoubaka auch über entgiftende Eigenschaften verfügt, sollten Personen mit einer chronischen Schwermetallvergiftung mit ganz niedrigen Dosierungen beginnen, um die Entgiftung nicht zu stark anzukurbeln und hieraus resultierende unerwünschte Nebenwirkungen zu vermeiden.

Okoubaka wird aufgrund seiner so überaus positiven Eigenschaften in immer mehr Arzneimitteln eingesetzt. So gibt es z. B. ein Präparat (Allergolact), das bei Nahrungsmittelintoleranzen vor den Mahlzeiten eingenommen und auf der Basis von Okoubaka hergestellt wird.

Erhältlich ist Okoubaka auch als homöopathisches Mittel, als Globuli und in Tropfenform. Eine Dosis von 3 x täglich 5 Globuli mit einer Potenz von D3 ist empfehlenswert, höhere Potenzen hinauf bis zu 1000 sind erhältlich, doch sollten die Einnahme und Dosierung immer in Abstimmung mit einem Therapeuten erfolgen.

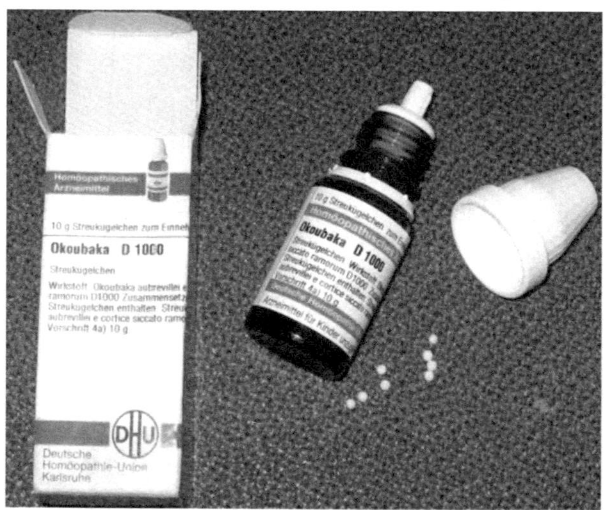

Omega-3-Fettsäuren

Omega-3-Fettsäuren sind schon lange bekannt dafür, dass sie sich günstig bei diversen gesundheitlichen Beeinträchtigungen auswirken. Sie sind nicht nur am Aufbau der durchlässigen Zellmembranen beteiligt, sondern verfügen außerdem über immunregulierende und entzündungshemmende Eigenschaften. Diese sind für das Leaky Gut von Bedeutung, weil sich hiermit entzündete Abschnitte der Darmschleimhaut erfolgreich behandeln lassen.

Erhältlich sind Omega-3-Fettsäuren als Nahrungsergänzungsmittel in Form von Fischölkapseln. Auch fettreiche Fischsorten wie Lachs, Heilbutt,

Makrele und Hering sowie Leinöl und Arganöl enthalten diese hochwertigen Fettsäuren. Bei Fischverzehr sollte unbedingt auf die Herkunft geachtet werden, da aufgrund der heutigen Umweltbelastungen viele Fische mit Quecksilber kontaminiert sind.

Bei Pflanzenöl ist die Frische von Bedeutung, besonders Leinöl ist bekannt dafür, dass es schnell ranzig wird, sobald das Mindesthaltbarkeitsdatum abgelaufen ist.

Probiotika und Präbiotika

Bei einer erfolgversprechenden Behandlung des Leaky Gut gehören Probiotika und/oder Präbiotika zu den unverzichtbaren Präparaten. Während man bei der Therapie auf das eine oder andere Präparat verzichten kann, „weil mehrere Wege nach Rom führen" und man die Ausheilung des Leaky Gut mit verschiedenen Möglichkeiten vorantreiben kann, so gilt dies für Probiotika und/oder Präbiotika nicht. Diese sollten immer ein fester Bestandteil des mehrsäuligen Therapiekonzeptes sein.

Doch warum ist das so und was verbirgt sich eigentlich hinter diesen Präparaten, die noch bis vor wenigen Jahren in der Mainstream-Medizin belächelt und völlig unterschätzt wurden?

Die griechische Bezeichnung „Pro bios" heißt übersetzt „für das Leben". Hingegen heißt „Antibiotika" nichts anderes als „gegen das Leben". Hieraus lässt sich schon erahnen, was mit Pro- bzw. Präbiotika eigentlich gemeint ist.

Umgangssprachlich sind hiermit lebendige Mikroorganismen gemeint, die sich positiv im Darm auswirken. Während Antibiotika sich im Darm gegen lebende Mikroorganismen wenden und krankmachende, aber auch gesunde Darmbakterien eliminieren, unterstützen Pro- und Präbiotika den Aufbau und Erhalt der Darmflora. Möglich wird dies durch enthaltene Bakterien, die in den Darm gelangen, sich hier ansiedeln und eine geschädigte Darmflora (Darmdysbalance) regenerieren.

Im Unterschied zu Probiotika enthalten Präbiotika zusätzlich zu gesundheitsfördernden Bakterien Substanzen, die als „Futter" für die wichtigen Darmbakterien dienen und zwar in Form von Oligofruktose und Inulin. Dies sind unverdauliche Nahrungsbestandteile, die als Nahrungsgrundlage sowie als Stimulator für die bereits vorhandenen guten und damit gesundheitsfördernden Darmbakterien dienen.

Wer von einer Fructoseintoleranz betroffen ist, sollte mit diesen Präparaten allerdings vorsichtig umgehen und die Verträglichkeit zunächst mit ganz geringen Dosierungen testen.

Je mehr nützliche Bakterien vorhanden sind, umso mehr werden die schädlichen verdrängt. Fäulnisbakterien und Pilze können durch diesen Mechanismus effektiv reduziert werden. Einige Hersteller verweisen darauf, dass durch diese Vorgehensweise Pilze sogar ohne Einsatz von synthetischen Antipilzmitteln zurückgedrängt werden können. Doch dies scheint vom Schweregrad der Darmdysbiose und weiteren Faktoren abhängig zu sein, sodass dieser Mechanismus nicht immer funktioniert.

Die am häufigsten im Darm vorkommenden guten Bakterien sind Laktobazillen und Bifidobakterien. Deren Anwesenheit kann anhand einer Stuhlprobe ermittelt werden. Diese Untersuchung ist zu empfehlen, um darauf aufbauend festlegen zu können, welche Bakterien in Form von Pro- und Präbiotika zugeführt werden sollten. Beispielsweise macht es wenig Sinn, ein Probiotikum, welches ausschließlich Laktobazillen enthält zu verabreichen, wenn hiervon ausreichend vorhanden sind und es stattdessen an Bifidobakterien mangelt.

Auch im Hinblick auf die unterschiedlichen Wirkmechanismen der jeweiligen Darmbakterien ist es wichtig, dass man die Pro- und Präbiotika sorgfältig auswählt.

Je nach Ausmaß der Darmdysbiose und der daraus resultierenden gesundheitlichen Beeinträchtigungen kann eine langfristige Einnahme entsprechender Präparate über mehrere Monate hinweg erforderlich sein. In hartnäckigen Fällen und bei besonderen Konstellationen und Vorerkrankungen ist sogar eine lebenslange Einnahme in Betracht zu ziehen.

Quercetin

Quercetin ist ein wertvolles Antioxidanz, das verschiedene gesundheitliche Verbesserungen bewirken kann wie unter anderem bei hohem Blutdruck, Entzündungsprozessen und Histaminintoleranz. Vorbeugend eignet es sich als gute Waffe gegen Thrombose, weil es das Risiko von Blutplättchen-Ansammlungen reduzieren kann.

In englischsprachigen Ländern wird es häufig zur Behandlung des Leaky Gut und anderen Herausforderungen eingesetzt, die in Verbindung mit der Darmgesundheit stehen, weil es in der Lage ist, die Tight Junctions der Darmschleimhaut zu verschließen und als Antihistaminikum zu wirken.

In natürlicher Form kommt Quercetin in blattreichem grünem Gemüse, Nüssen und Blüten vor. Darüber hinaus weisen auch Äpfel und Zwiebel hohe Mengen Quercetin auf, sodass es nicht verwundert, warum der Verzehr dieser beiden Obst- bzw. Gemüsesorten die Darmgesundheit unterstützt.

Zu therapeutischen Zwecken empfiehlt es sich, Quercetin als Nahrungsergänzungsmittel zu verabreichen. Dies ist möglich als Einzelsubstanz oder in Verbindung mit Vitamin C.

Rechtsdrehende Milchsäure (RMS)

Rechtsdrehende Milchsäure (L-plus-Laktat/L(+) Milchsäure) fördert eine gesunde Darmflora und ist der Leber eine große Hilfe bei der Ausscheidung von Ammoniak. Rechtsdrehende Milchsäure, oder kurz RMS genannt, wird auch im Körper gebildet und hat großen Einfluss auf verschiedenste Stoffwechselprozesse.

Rechtsdrehende Milchsäure kann als Nahrungsergänzungsmittel oder durch Nahrungsmittel, die RMS enthalten, zugeführt werden, allerdings sind die körpereigenen Vorkommen zu gering, um Defizite auszugleichen. Bei Leaky Gut wirkt RMS positiv unterstützend auf den Darm und den gesamten Stoffwechsel.

Rechts- und linksdrehende Milchsäure

Milchsäure entsteht durch Milchsäurebakterien, die speziell im Labor gezüchtet werden, um unter anderem Sauermilchprodukte zu erzeugen. Auch Sauerkraut und Sauerteig enthalten Milchsäure. Milchsäurebakterien dienen dazu, den Milchzucker in Milchsäure umzuwandeln, dies geschieht durch einen Gärungsprozess, den die Milchsäurebakterien in Gang setzen. Milchsäure macht bestimmte Lebensmittel verdaulicher und dazu noch haltbarer, sie stoppt das Wachstum von schädlichen Fäulnisbakterien.

Milchsäure wird unterschieden in rechtsdrehende (L(+)) und linksdrehende (D-) Milchsäure. In Lebensmitteln kommen sowohl die rechtsdrehende als auch die linksdrehende Milchsäure gemeinsam vor, z. B. in Joghurt. Die Bezeichnungen rechts- bzw. linksdrehend rühren von der physikalischen Betrachtung der jeweiligen Milchsäure her. Vom Aufbau her zeigen sich beide Arten gleich, jedoch spiegelverkehrt. Eine Bestrahlung mit polarisiertem Licht zeigt, dass sich der Lichtstrahl optisch nach rechts oder links dreht.

Während die rechtsdrehende Milchsäure gesundheitsförderlich ist, kann die linksdrehende Milchsäure Probleme verursachen. Daher spricht man auch von der physiologisch rechtsdrehenden Milchsäure und der pathogenen linksdrehenden Milchsäure, wenn es um die Wirkung und den Abbau im menschlichen Körper geht.

Die linksdrehende Milchsäure ist für den Körper wesentlich schwerer abbaubar und entsteht im menschlichen Organismus durch Fäulnisprozesse, die sich ungünstig auf die Zellen und die Blutgerinnung auswirken. Der Abbau von RMS ist für den Körper hingegen ein Leichtes.

Der menschliche Körper kann selbst rechtsdrehende Milchsäure bilden, dies geschieht durch Glykoseumwandlung in den verschiedensten Bereichen, z. B. in Gehirn und Zentralem Nervensystem, in der Skelettmuskulatur, in Herz, Leber, Nieren und den roten Blutkörperchen. Bekanntermaßen liefert Zucker Energie, woraus sich ergibt, dass die Produktion von rechtsdrehender Milchsäure vorwiegend bei Aktivitäten stattfindet, die besonders viel Energie erfordern.

Das Herz ist das bedeutende Organ für die Produktion von antibakterieller, basischer rechtsdrehender Milchsäure, da auch der Funktionserhalt dieses

Organs wesentlich von einem ungestörten und ausreichenden Transport von RMS durch die Blutbahn abhängig ist.

RMS und die positiven Auswirkungen auf den Darm/die Darmschleimhaut

Rechtsdrehende Milchsäure hat zahlreiche positive Wirkeigenschaften auf den gesamten Organismus, insbesondere auf den Darm und als regenerierendes Mittel bei Leaky Gut und einer aus dem Gleichgewicht geratenen Verdauung und Darmflora.

In Bezug auf Leaky Gut wirkt RMS auch vorbeugend, denn die rechtsdrehende Milchsäure gilt als wichtiger Energiewandler für die Epithelzellen, ein Mangel an RMS kann zu Lücken in der Darmschleimhaut führen. In der Darmflora entsteht aus der Milchsäure eine Fettsäure mit dem Namen Butyrat, aus denen die Zellen der Darmschleimhaut ihre Energie beziehen. Starke gesunde Zellen sind weniger anfällig für Entzündungen und somit auch für eine Durchlässigkeit.

Die Darmflora ist heute bei vielen Menschen aus dem Gleichgewicht geraten, daran schuld sind Medikamente wie Antibiotika und auch eine ungesunde Ernährung mit zu viel Fleisch und wenig Ballaststoffen, was zu einem alkalischen Darmmilieu führt. Der Darm benötigt für all seine Prozesse ein leicht saures Milieu, um seine Arbeit optimal erledigen zu können, schädliche Stoffe zu eliminieren und gute Bakterien anzusiedeln.

Alkalisch ist das Gegenteil von sauer und daher für den Verdauungstrakt ungünstig, da Fäulnis- und Gärungsprozesse in Gang kommen, die wiederum Stoffwechselgifte freisetzen. Die guten und verdauungsfördernden Bakterien können in diesem Milieu keinen Fuß fassen.

Hier setzt die rechtsdrehende Milchsäure ausgleichend an. Sie senkt den pH-Wert im Darm und sorgt dafür, dass wieder ein leicht saures Milieu geschaffen wird, damit die gesunden Bakterien gedeihen. Auch die Bildung von körpereigenen guten Milchsäurebakterien wird angeregt. Darüber hinaus können durch die Milchsäure wichtige Nährstoffe besser aus dem Darm aufgenommen werden.

Das leicht saure Darmmilieu ist gleichzeitig der beste Schutz vor Stoffwechselgiften wie Ammoniak, das durch Fäulnisbakterien aus unverdauten Eiweißmolekülen entsteht. In einem alkalischen Milieu kann sich Ammoniak leicht bilden, weshalb die Leber dann Schwerstarbeit beim

Abbau zu leisten hat und was mit einem hohen Energieaufwand verbunden ist. Ein angemessen saures Darmmilieu hingegen kann Ammoniak in ein unschädliches Salz umwandeln, das leicht ausgeschieden werden kann. Das schont die Leber und hält ihre Energie für die wichtigen Aufgaben in Reserve.

Die Zufuhr von rechtsdrehender Milchsäure: Lebensmittel und spezielle Produkte

Die Extraportion rechtsdrehende Milchsäure am Tag hilft dem Darm, sowie dem gesamten Stoffwechsel auf die Beine, reguliert die Darmflora und sorgt für effizienten Energienachschub in allen relevanten Bereichen.

RMS ist in verschiedenen Lebensmitteln enthalten, kann aber auch als reines Präparat zusätzlich eingenommen werden. Diese Produkte sind frei verkäuflich erhältlich.

Lebensmittel wie Sauermilchprodukte, Sauerkraut, Sauerteig enthalten sowohl rechts- als auch linksdrehende Milchsäuren, weshalb es hier schwierig ist, eine reine Zufuhr von RMS in der sinnvollen Menge zu gewährleisten. Mindestens 2 g RMS wird pro Tag als Ergänzung empfohlen. Dazu muss man jedoch erst einmal wissen, wie hoch der Anteil an RMS in den jeweiligen Lebensmitteln ist.

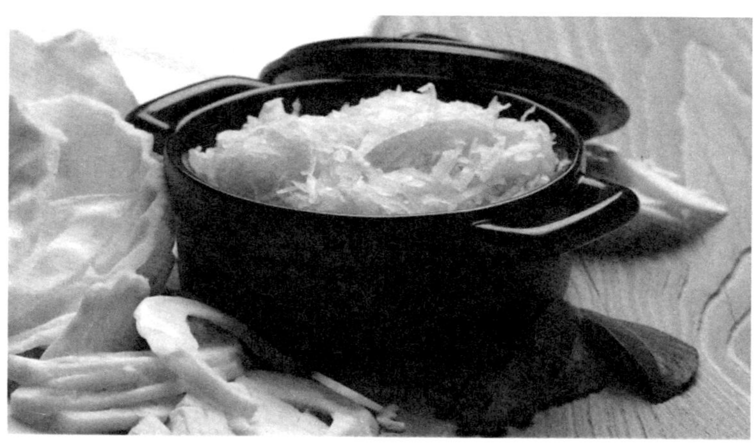

Wer den RMS-Speicher auffüllen möchte, kann auch zum bekannten Brottrunk greifen.

Einfacher und reiner ist die Verwendung von Nahrungsergänzungsmitteln, die nur rechtsdrehende Milchsäure enthalten. Diese sind in Tropfen- und Pulverform sowie als Kapseln erhältlich und können zusätzlich mit wichtigen Vitaminen und Mineralien, z. B. Vitamin C, B12, Zink, angereichert sein, welche die Funktionen der RMS unterstützen.

Tropfen werden mit Wasser verdünnt eingenommen, aus Pulver lässt sich ein Trunk anrühren. Auch Kapseln sollten mit ausreichend Flüssigkeit aufgenommen werden. Die Einnahme erfolgt in der Regel einmal täglich in der angegeben Dosierung und zu einer Mahlzeit.

Unterstützend für den gesamten Verdauungskreislauf und gerade in Verbindung mit RMS wirkt weiterhin die Zufuhr von Mineralwasser oder ungesüßtem Tee, über den Tag verteilt mindestens 2 Liter (nach den Mahlzeiten, dazwischen oder davor, nicht währenddessen).

So positiv sich die RMS bei vielen Personen mit Darmproblemen auch zeigt, so ist sie dennoch nicht für jedermann geeignet. Besonders gilt dies bei einer Histaminintoleranz. Je nach Ausprägung dieser kann es passieren, dass nur sehr geringe Mengen vertragen werden, mitunter muss sogar gänzlich darauf verzichtet werden.

Saccharomyces boulardii

Saccharomyces boulardii gehört zu den sogenannten Arzneihefen. Präparate mit diesem Wirkstoff unterstützen das Darm-Immunsystem, dämmen das Wachstum vom Hefepilz Candida albicans ein, verdrängen Krankheitserreger und fangen bakteriell bedingte Giftstoffe ab.

Darüber hinaus stoppt Saccharomyces boulardii sehr schnell akuten Durchfall. In der Gesamtsumme tragen entsprechende Präparate also effektiv zu einer Wiederherstellung der Darmflora bei.

Da Saccharomyces eine Hefeart ist, sind die jeweiligen Präparate für Personen mit einer Histaminintoleranz oder Allergie gegen Hefe in der Regel nicht verträglich.

Synerga®

Synerga® als Trinklösung ist vergleichbar mit Colibiogen®, denn beide Präparate enthalten den Wirkstoff Escherichia coli, Stamm Laves und kommen zur Regeneration der Darmschleimhaut zum Einsatz.

Im Unterschied zu Colibiogen® sind in Synerga® keine Aromen enthalten, sodass insbesondere Personen mit einer Zitrusfruchtallergie oder Histaminintoleranz die Einnahme von Synerga® bevorzugen. Darüber hinaus sind die Inhaltsstoffe mit Colibiogen® vergleichbar, sodass auch hier Personen mit bestimmten Allergien und Unverträglichkeiten einen Blick auf das Kleingedruckte richten sollten.

Lesen Sie hierzu auch die Informationen im Kapitel „Colibiogen".

Teufelskralle

Teufelskralle gehört zu den natürlichen Substanzen, die bei der Behandlung des Leaky Gut zwar nicht im Vordergrund stehen, aber dennoch sehr wirksam sind.

Die Teufelskralle ist in Südafrika und Namibia beheimatet und wird dort traditionell als Heilpflanze für diverse gesundheitliche Beschwerden verwendet.

Die reichlich enthaltenen Bitterstoffe (Iridoidglykoside) machen die Teufelskralle zu einer der bislang bittersten bekannten Arzneipflanze. Aber genau diese Bitterstoffe sind es neben den ungesättigten Fettsäuren, die die Teufelskralle so wertvoll machen. Sie sind es auch, die sich sehr günstig auf den gesamten Verdauungstrakt auswirken, denn sie fördern die Produktion von Magen- und Gallensaft.

Somit kann die Teufelskralle bei vielfältigen Verdauungsproblemen eingesetzt werden, wie bei Leber-, Gallen- und Darmbeschwerden und auch bei der Behandlung einer gestörten Darmschleimhaut.

Teufelskralle ist in unterschiedlichen Darreichungsformen erhältlich, und zwar als Kapseln, Tee oder Salben. Zur Behandlung des Leaky Gut kommen in der Regel Kapseln zum Einsatz.

Vitamin A

Bei Vitamin A denkt man meistens zuerst an die Augen, schließlich wird es auch als das Augenvitamin bezeichnet. Zweifelsohne trägt dieses wichtige Vitamin zur Augengesundheit bei und hilft besonders in der Dämmerung und bei Nachtblindheit, allerdings ist dies nur ein Bruchteil dessen, was Vitamin A wirklich zu leisten vermag.

Denn außerdem stimuliert Vitamin A verschiedene Abwehrzellen und stärkt somit die körperliche Abwehrkraft. Es ist zudem auch wichtig für die Gesundheit von Haut und Haaren, Knochen aller Art, Zahnfleisch und Schleimhäuten.

Letzteres macht es schließlich für den Einsatz beim Leaky Gut interessant, denn es kann in mehrfacher Hinsicht die Darmgesundheit fördern. Neben der Unterstützung der Darmschleimhaut ist Vitamin A auch in der Lage, die Abwehrfunktion der Darmschleimhaut zu stärken und Entzündungen im Darm zu lindern.

Inzwischen zählt Vitamin A zu den wichtigsten Vitaminen, die Schleimhäute intakt halten können. Dies ist möglich, indem Vitamin A auf das Epithelgewebe schützend einwirkt, das für die Bildung der Darmschleimhaut benötigt wird. Auch ist von Bedeutung, dass Vitamin A für eine feuchte Oberfläche der Schleimhäute sorgen kann. Sind die Schleimhäute trocken, so haben es unerwünschte Eindringlinge umso leichter, ihr Unwesen zu treiben.

Vorsicht ist unbedingt geboten bei der jeweiligen Tagesdosis, denn bekanntermaßen kann eine zu hohe Vitamin A-Dosierung einen toxischen Effekt bewirken. Hierbei ist auch zu berücksichtigen, dass das Vitamin im Organismus gespeichert wird und eine längerfristige Einnahme von hochdosierten Präparaten toxische Erscheinungen mit sich bringen kann.

Bei der Wahl des Präparates ist zu bedenken, dass man Vitamin A nach tierischem (Retinol) und pflanzlichem Ursprung (Provitamin A oder Beta-Carotin) unterscheidet. Viele Therapeuten bevorzugen die pflanzliche Variante, weil diese keine vergleichsweisen toxischen Nebenwirkungen aufweist und vorbeugend bei verschiedenen Krebserkrankungen wirken kann.

Damit sich die Wirksamkeit von Vitamin A möglichst optimal entfalten kann, sollte die Einnahme mit Fett erfolgen. Gefördert wird die Aufnahme, wenn keine körperlichen Anstrengungen bis zu vier Stunden nach der Verabreichung stattfinden.

Vitamin A kann auch durch bestimmte Lebensmittel aufgenommen werden. Petersilie ist als besonders Vitamin A-haltig bekannt, aber auch gelbe und rote Paprikaschoten, Brokkoli, Möhren und Aprikosen liefern pflanzliches Vitamin A. In tierischen Produkten ist Vitamin A in Lebertran, Aal, Thunfisch, Eiern und Milchprodukten enthalten.

Vitamin C

Vitamin C ist das bekannteste Vitamin – und dies nicht zu Unrecht. Es hat eine so große Bedeutung für die Erhaltung und Besserung der Gesundheit, dass aus orthomolekularer Sicht kaum eine Therapie ohne dieses wertvolle Vitamin auskommt.

Orthomolekular arbeitende Therapeuten setzen Vitamin C bei den unterschiedlichsten Beschwerdebilden ein, sei es zur Unterstützung der Schwermetallausleitung, bei Bluthochdruck, Asthma bis hin zu viralen und bakteriell bedingten Erkrankungen.

Am bekanntesten ist die Verwendung von Vitamin C zur Aktivierung des Immunsystems, hier ist es geradezu unverzichtbar. Die Wirksamkeit ist auf die Leukozyten zurückzuführen, in denen sich Vitamin C anreichert und hierdurch die Produktion von Interferon aktiviert und die aktiven T-Zellen unterstützt.

Weniger bekannt, aber dennoch sehr bedeutsam, ist die Eigenschaft vom Vitamin C, dass es als Antihistaminikum wirken kann. Somit ist es bei einer Histaminintoleranz häufig ein fester Therapiebestandteil.

Auch bei der Behandlung vom Leaky Gut sollte Vitamin C einbezogen werden, da es hier auf verschiedenen Ebenen gute Dienste leisten kann. So ist es an der Produktion vom Strukturprotein des Bindegewebes beteiligt und somit an Wundheilungsprozessen des ganzen Körpers einschließlich des Verdauungstraktes. Außerdem wirkt sich der positive Einfluss auf das Immunsystem günstig auf die Darmgesundheit aus und trägt zur Beseitigung unerwünschter Mitbewohner wie Candida-Hefepilze bei.

Der menschliche Organismus ist nicht in der Lage, selbst Vitamin C zu produzieren. Er ist also darauf angewiesen, es in ausreichender Menge von außen zugeführt zu bekommen. Da es nicht im Körper gespeichert werden kann, sollte es idealerweise über den Tag verteilt oder als Präparat mit Depot-Wirkung eingenommen werden. Hierdurch wird der Körper über einen Zeitraum von mehreren Stunden mit Vitamin C versorgt.

Bei der Wahl des Präparates sollte außerdem auf die Verträglichkeit geachtet werden. Diese ist von Mensch zu Mensch verschieden und führt bei einer persönlich zu hohen Dosierung zu Durchfall.

Verträglicher sind in der Regel Präparate auf der Basis von sogenanntem gepuffertem Vitamin C. Indem diese säurereduziert sind, kann Durchfall auch bei höherer Dosierung oftmals vermieden werden.

Die empfohlene Tagesdosis beim Leaky Gut beträgt häufig zwischen 1 g und 4 g. Die erforderliche Menge sollte vom Therapeuten individuell festgelegt werden.

Zeolith

Zeolith, ein natürliches Vulkangestein, hat sich in den letzten 15 Jahren zu einem sehr beliebten Präparat in naturheilkundlichen Praxen entwickelt. Besonders wenn es um Darmgesundheit und Entgiftung des Körpers geht, gehört Zeolith inzwischen zu den Favoriten.

Bei der Behandlung des Leaky Gut bildet bei vielen Therapeuten der Einsatz von Zeolith die Grundlage, auf der sich alle weiteren Maßnahmen aufbauen. Dies ist den vielfältigen positiven Eigenschaften geschuldet, über die Zeolith verfügt und die sich positiv auf die Darmgesundheit auswirken.

Besonders wertvoll ist dessen Fähigkeit, die Schließung der Darmschleimhaut voranzutreiben und somit einen wesentlichen Beitrag zur Ausheilung des Leaky Gut zu leisten.

Hinzukommt, dass sich Zeolith günstig auf das Histaminvorkommen auswirkt. Wenn Teilbereiche der Darmschleimhaut beschädigt und entzündet sind, wird automatisch zu wenig Diaminoxidase (DAO) produziert. Hierbei handelt es sich um ein Enzym, welches zum Abbau von Histamin zwingend benötigt wird.

Ist zu wenig DAO vorhanden, kann überschüssiges Histamin nicht in der erforderlichen Menge abgebaut werden, woraus diverse gesundheitliche Probleme resultieren können, allen voran die Histaminintoleranz mit all ihren möglichen Beeinträchtigungen.

Genau an diesem Punkt kommt Zeolith ins Spiel, denn es verfügt auch über histaminbindende Eigenschaften. Aufgrund seiner besonderen Struktur und einem enormen Bindungsvermögen kann überschüssiges Histamin im Darm wie ein Schwamm aufgenommen und ausgeschieden werden. Darüber hinaus werden auch weitere schädliche Substanzen im Darm gebunden und ebenfalls hinausbefördert, was der Darmgesundheit sehr zuträglich ist.

Gelingt es also, den Darm und die Darmschleimhaut zu regenerieren, so kommt es automatisch zu einer erhöhten Produktion von Diaminoxidase, sodass überschüssiges Histamin wieder besser abgebaut werden kann. Wenn dies gelingt, werden histaminhaltige Lebensmittel wieder verträglicher, was für die meisten Betroffenen eine deutliche Verbesserung der Lebensqualität bedeutet.

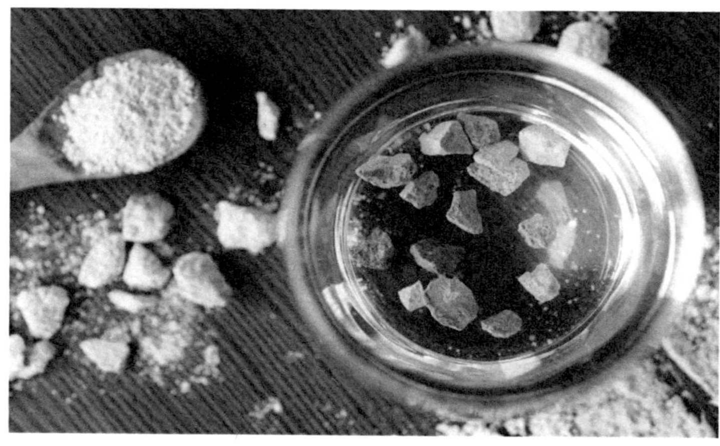

Zink

Bei einer beeinträchtigten Darmgesundheit wird Zink oftmals nicht in Betracht gezogen. Möglich, dass es zu banal klingt oder aber der therapeutische Nutzen einfach unterschätzt wird. Auffallend ist allerdings, dass gerade Personen mit Allergien und Lebensmittelintoleranzen, einer Darmdysbiose, Morbus Crohn, Candidose und dem Leaky Gut besonders häufig ein Zinkdefizit aufweisen. Wird der Mangel aufgehoben, kommt es oftmals zu spürbaren Symptomverbesserungen. Doch warum ist das so?

Zink ist tatsächlich ein Tausendsassa und verfügt über zahlreiche gesundheitsfördernde Eigenschaften. Eine dieser besteht darin, die Histaminausschüttung der Mastzellen zu reduzieren. Histamin ist eine natürliche Substanz, die häufig am Allergiegeschehen beteiligt ist und dessen Abbau im gesunden Darm durch die sogenannte Diaminoxidase (DAO) erfolgt. Bei einer geschädigten Darmschleimhaut jedoch wird zu wenig dieser histaminabbauenden DAO produziert, woraus ein Histaminüberschuss mit möglichen körperlichen Symptomen resultiert.

Gelingt es, die Darmschleimhaut zu regenerieren, kommt es zu einer erhöhten DAO-Produktion und somit dem gewünschten Histaminabbau. Hierzu kann Zink einen großen Beitrag leisten, denn es ist in der Lage, Schleimhäute und somit auch die Darmschleimhaut aufzubauen und zu stabilisieren. Somit wirkt Zink als ein natürliches Antihistaminikum.

Darüber hinaus verfügt es über immunregulierende Eigenschaften. Es wird von den Körperzellen für Wachstum und Heilungsprozesse benötigt und ist besonders für Zellen mit einem schnellen Umsatz wichtig. Die Zellen des Dünndarms haben einen extrem schnellen Umsatz und werden alle vier Tage ersetzt. Das erklärt die besondere Notwendigkeit, dass gerade bei der Behandlung eines durchlässigen Darms Zink in ausreichender Menge zur Verfügung stehen muss. Therapeutische Empfehlungen gehen von 30 bis 60 mg pro Tag aus, um die Darmschleimhaut erfolgreich zu sanieren.

Bei einem eklatanten Zinkmangel sollte eine Pyrrolurie abgeklärt werden. Hierbei handelt es sich um eine vererbte Stoffwechselstörung, die zu einem chronischen Mangel an Zink und Vitamin B6 führt, der nicht mit einer gezielten Ernährung kompensiert werden kann. Eine lebenslange Einnahme entsprechender Nahrungsergänzungsmittel ist für die betroffenen Personen unverzichtbar.

25 Tipps im Überblick

1. Ernährung

Ernährung ist beim Leaky Gut Dreh- und Angelpunkt, denn mit keiner anderen Maßnahme lässt sich der Behandlungserfolg am effektivsten und auch nachhaltigsten erreichen. Umgekehrt bedeutet dies, dass eine unpassende Ernährung, die nährstoffarm ist und unverträgliche Lebensmittel enthält, den Erfolg aller anderen Therapiebausteine kontaminiert.

2. Kleine Mahlzeiten

Essen Sie mehrere kleine Mahlzeiten über den Tag verteilt. So verhindern Sie Blutzucker- und Energieschwankungen sowie Überlastungen des Verdauungstraktes.

3. Abendessen

Essen Sie morgens am meisten und zum Abend hin am wenigsten. Besonders spät abends verzehrte Mahlzeiten belasten das Verdauungssystem und die Leber sehr. Idealerweise erfolgt das Abendessen bis spätestens 19 Uhr. Um eventuelle nächtliche Unterzuckerungen zu vermeiden, können Sie kurz vor dem Zubettgehen einen Mini-Imbiss (z. B. eine Viertelscheibe Brot mit Aufschnitt) essen.

4. Fertiggerichte

Fertiggerichte sollten ab jetzt der Vergangenheit angehören, denn sie enthalten in der Regel nur wenige gesundheitsfördernde Nährstoffe, dafür umso mehr synthetische Zusatzstoffe wie Konservierungs-, Aromen- und Farbstoffe sowie Geschmacksverstärker.

5. Mahlzeiten selbst zubereiten

Bereiten Sie Ihre Mahlzeiten selbst zu, so gehen Sie unverträglichen Inhaltsstoffen und chemischen Zusatzstoffen am besten aus dem Weg. Außerdem verfügen frisch zubereitete Mahlzeiten über den größtmöglichen Nährwertgehalt mit Vitaminen, Mineralien und Spurenelementen.

6. Ökologische Lebensmittel

Kaufen Sie möglichst ökologisch produzierte Lebensmittel, um Belastungen mit Herbiziden, Pestiziden, Antibiotika-Rückständen und diversen weiteren Schadstoffen zu vermeiden. Außerdem verfügen diese über wesentlich höhere Nährstoffanteile als Produkte aus konventionellem Anbau.

7. Saisonales Obst und Gemüse

Den höchsten Nährwert enthalten naturgemäß Obst- und Gemüsesorten der jeweiligen Saison. Wenn keine frische Ware erhältlich ist, weichen Sie auf tiefgefrorenes Obst und Gemüse aus und nicht auf Gläser- und Dosenkonserven.

8. Rohkost in Tüten

In Plastiktüten vorbereiteter und portionierter Salat ist zwar eine bequeme Verlockung, aber weist meistens nicht den Frische- und Nährstoffgehalt auf wie selbst zubereiteter Salat. Hinzukommt bei Fertigsalaten ein erhöhtes Risiko von Verunreinigungen wie etwa durch Listerien.

9. Alkohol

Alkohol ist bekanntermaßen nicht geeignet, die Gesundheit zu fördern, da macht auch die Darmgesundheit keine Ausnahme. Besonders betrifft dies hochprozentigen Alkohol, der zu Darmschleimhautschädigungen führen kann und das Risiko von Entzündungen erhöht.

10. Gewürze

Scharfe Gewürze sind eine Belastung für einen strapazierten Darm. Verwenden Sie stattdessen milde Gewürze, frische Kräuter und Knoblauch. Basilikum, Schnittlauch, Petersilie, Kerbel, Rosmarin und Thymian sind nicht nur eine geschmackvolle Bereicherung, sondern enthalten zudem viele wertvolle Nährstoffe. Besonders gehaltvoll ist Knoblauch, der ohnehin der Darmgesundheit auf vielfältige Weise sehr zuträglich ist.

11. Zucker und Co.

Verzichten Sie möglichst auf Haushaltszucker und synthetische Zuckerersatzstoffe wie z. B. Aspartam. Auch Honig und Sirup-Arten enthalten meistens große Zuckermengen, die der Darmgesundheit nicht gut tun sind. Verwenden Sie stattdessen in Maßen Stevia oder Erythritol.

12. Gerbstoffe

Gerbstoffe in kleinen Mengen können sich günstig auf die Darmoberfläche auswirken. Größere Mengen jedoch bewirken genau das Gegenteil und führen bei einer längerfristigen Zufuhr zur Beeinträchtigung der Aufnahmefunktion des Darms.

Gerbstoffe sind unter anderem in Kaffee und grünem und schwarzem Tee enthalten.

13. Glutenfreie Backwaren

Eine glutenfreie Ernährung ist gerade am Anfang eine Herausforderung und bedeutet eine große Umstellung. Zwar kann man in speziellen Bäckereien glutenfreie Ware kaufen, aber meistens ist dies nicht der Bäcker von nebenan.

Somit hat man in der Regel die Wahl zwischen Selberbacken, einer Bestellung im Internet oder einem örtlichen Anbieter wie z. B. einem Bioladen oder Reformhaus.

Achten Sie unbedingt auf die jeweiligen Bezeichnungen, denn nur wenn eine Ware als „glutenfrei" gekennzeichnet ist, dann ist sie es auch. Hingegen sind z. B. Brote, die sich Mais-, Soja-, Reis- oder Buchweizenbrot nennen, nicht zwangsläufig komplett glutenfrei.

14. Trinken

Sorgen Sie für eine ausreichende tägliche Trinkmenge von ca. 2 Litern Wasser, um den Stoffwechsel und die Verdauung zu aktivieren und den Darm bei der Entsorgung von belastenden Substanzen zu unterstützen. Dies ist umso wichtiger, wenn Sie Ballaststoffe wie z. B. Flohsamen oder Leinsamen verzehren. Denn nur wenn diese durch eine ausreichende Wassermenge aufquellen, können sie ihren optimalen Nutzen entfalten.

15. Blutzuckerspiegel

Vermeiden Sie starke Blutzuckerschwankungen, indem Sie über den Tag verteilt regelmäßig kleinere Mahlzeiten zu sich nehmen. Lassen Sie keine Mahlzeit ausfallen, da dies den Blutzuckerspiegel zu weit absinken lässt. Die Folge sind Heißhungerattacken mit unkontrolliertem Essen und schnell verwertbaren Kohlenhydraten.

Verzichten Sie auf Lebensmittel mit einem hohen glykämischen Index wie insbesondere zuckerhaltige Lebensmittel, Weißmehlprodukte und Obst mit hohem Fructoseanteil.

16. Bauchmassage

Bauchmassagen sind nicht nur sehr wohltuend für das Allgemeinbefinden, sondern können auch die Darmgesundheit unterstützen. Dies gelingt dadurch, dass die Darmtätigkeit angeregt wird und sich zudem Ablagerungen an der Darmwand lösen. Bei der Colon-Hydro-Therapie sind Bauchmassagen ein fester Therapiebestandteil.

Man kann sie auch sehr einfach selbst anwenden, indem man den Bauch mit einer Bürste oder Handfläche im Uhrzeigersinn massiert.

17. Regelmäßige Bewegung

Sorgen Sie für regelmäßige körperliche Bewegung, denn diese regt den Stoffwechsel an, bringt den Darm in Schwung und sorgt für regelmäßigere Verdauung. Schon kleine Bewegungseinheiten wie „Treppe statt Fahrstuhl", oder „zu Fuß zum Bäcker und nicht mit dem Auto" und abendliche Verdauungsspaziergänge können viel bewirken.

18. Abführmittel

Falls Sie von Verstopfung geplagt werden, verzichten Sie möglichst auf Abführmittel. Kurbeln Sie Ihre Verdauung stattdessen mit mehr Ballaststoffen, viel Wassertrinken und körperlicher Bewegung an, und reduzieren Sie Lebensmittel, die leicht zu Verstopfungen führen. Falls Sie derzeit regelmäßig Abführmittel anwenden, setzen Sie diese nicht abrupt ab, sondern reduzieren Sie die Dosis schrittweise.

19. Stuhldrang

Im hektischen Alltag kommt es immer wieder vor, dass sich ein Stuhldrang genau dann meldet, wenn man ihn am wenigsten gebrauchen kann.

Dennoch ist es keine gute Idee, den Stuhldrang zu unterdrücken und die Darmentleerung zu verschieben. Wenn sich Stuhldrang meldet, dann ist das ein wichtiges Zeichen des Körpers, dem man nachkommen sollte.

20. Kauen

„Gut gekaut ist halb verdaut" ist eine altbekannte Weisheit, die bei einer Erkrankung wie dem Leaky Gut von besonderer Wichtigkeit ist.

Gründliches Kauen sorgt für eine effektive Vorverdauung der Nahrung, indem durch den aufkommenden Speichel Verdauungsenzyme freigesetzt werden. Je mehr Enzyme aktiviert werden, umso besser kann die Nahrung bereits im Mund für den nachfolgenden Verdauungstrakt vorbereitet werden, was zu einer effektiven Entlastung der Verdauungsorgane führt.

21. Blähungen

Vermeiden Sie unbedingt Blähungen, denn sie sind immer ein Zeichen für Gärungen, die sich ungünstig auf das Darmmilieu auswirken. Versuchen Sie, die Ursachen der Blähungen herauszufinden, um zukünftige Blähungen zu verhindern.

Blähungen werden durch unterschiedliche Auslöser verursacht, sei es durch unverträgliche Lebensmittel, eine unzureichende Verdauung aufgrund fehlender Enzyme und/oder Magensäure sowie eine Beeinträchtigung des Darmmilieus aufgrund einer Dysbakterie und Hefepilzen.

So lange regelmäßig Blähungen auftreten, wird es äußerst schwierig, ein Leaky Gut erfolgreich und nachhaltig zu beseitigen.

22. Stress vermeiden

Stress komplett vermeiden, ist in der heutigen hektischen Zeit kaum möglich. Umso wichtiger ist es, für Ausgleich zu sorgen, denn die Funktion der Verdauungsorgane wird maßgeblich durch Stress beeinflusst. Gefahr im Verzug ist besonders dann, wenn die Nebennieren schon in Mitleidenschaft gezogen sind.

Mit regelmäßigen Ruhephasen und dem Erlernen von Entspannungstechniken kann dem Stress am besten begegnet werden.

23. Trinken am Morgen

Das Trinken von lauwarmem Wasser oder Kartoffelsaft bringt die müde Verdauung am Morgen ordentlich auf Trab und ist eine gute Maßnahme, Verstopfung entgegenzuwirken.

24. Kleidung

Geben Sie Ihren Verdauungsorganen viel Freiraum, und verzichten Sie auf zu eng sitzende Kleidung.

25. Ernährungsberater

Wenn Sie sich bislang wenig mit gesundheitlichen und ernährungsrelevanten Themen beschäftigt haben, sollten Sie einen Ernährungsberater aufsuchen, der sich möglichst mit Darmgesundheit und Nahrungsmittelintoleranzen auskennt.

Er kann Sie zusätzlich zu Ihrem behandelnden Therapeuten begleiten und Sie bei der Ernährungsumstellung unterstützen. In Arztpraxen fehlen für eine derartige Betreuung meistens die Zeit und auch das ernährungsspezifische Fachwissen.

Therapeutische Begleitung

Die Behandlung eines Leaky Gut stellt für viele betroffene Patienten eine große Herausforderung dar, aber nicht nur für sie, sondern auch für viele Therapeuten. Warum ist das so?

Bei einer Krankheit hat man immer nur den Wunsch, wieder gesund zu werden. Und das möglichst schnell und dazu noch einfach. Am liebsten eine Tablette 3 x täglich einwerfen, sich ein bisschen Ruhe gönnen und nach 3 Tagen will man wieder der Alte sein.

Das mag bei einer geringfügigen gesundheitlichen Beeinträchtigung ja funktionieren, nicht jedoch bei einem so komplexen Krankheitsbild wie dem Leaky Gut.

Hinzukommt, dass es nicht **die** eine Behandlung schlechthin gibt, die für alle Betroffenen gleichermaßen funktioniert. Was dem einen hilft, nützt dem anderen noch lange nicht. Es gibt zwar bestimmte Maßnahmen, die erfolgversprechender als andere sind, aber dennoch ist es immer vonnöten, ein vollkommen persönlich zugeschnittenes Behandlungskonzept zu erstellen.

Wenn beispielsweise eine Histamin- und Fructoseintoleranz vorliegt, so bedarf es anderen Probiotika als bei Personen, die diese Unverträglichkeiten nicht aufweisen. Oder wenn zusätzlich zum Leaky Gut eine Nebennierenschwäche besteht, dann sind weitere Maßnahmen erforderlich, die bei anderen Patienten nicht nötig sind.

Das persönliche Behandlungskonzept beinhaltet aber nicht nur bestimmte Präparate, sondern auch Veränderungen der Ernährung. Und je mehr Nahrungsmittelunverträglichkeiten und -allergien vorliegen, umso gravierender werden die Ernährungsanpassungen ausfallen. Doch je eingeschränkter der Ernährungsplan ist, umso schwieriger wird es, diesen als Laie allein zu erarbeiten. Ist man zudem noch Anfänger auf diesem Gebiet, dann weiß man gar nicht, wo man starten soll und fühlt sich schnell restlos überfordert und ist verzweifelt.

Allein schon die Tatsache, dass man gut beraten ist, auf glutenhaltige Lebensmittel zu verzichten, stellt die meisten Menschen vor ein großes Problem. Aber auch die vielen anderen Lebensmittel, die man bisweilen ohne Berücksichtigung auf deren gesundheitlichen Wert gedankenlos verzehrt hat, bedürfen einer Anpassung.

Was kann man stattdessen essen? Welche glutenfreien Ersatzlebensmittel gibt es, und wo kann man sie überhaupt kaufen? Welcher Ernährungslaie kennt schon Amaranth, Quinoa, Hirse, Teff oder Buchweizen? Gibt es Süßungsmittel, die man trotz des Leaky Gut und Candidas essen kann?

All diese Fragen und noch viele mehr kommen zwangsläufig auf, wenn einem die Diagnose Leaky Gut ins Leben flattert.

Da bedarf es zur Beantwortung viel Wissen, das man nicht mal eben auf Knopfdruck im Internet erhält und in 5 Minuten alles weiß. Nimmt man sich keine fachliche Unterstützung zur Hilfe, dann ist dies ein sehr mühsamer und langer Weg, bei dem Irrwege schon fast vorprogrammiert sind.

Doch damit nicht genug, denn die Ernährungsumstellung bedeutet zwangsläufig auch für den Körper eine Herausforderung. So kann das Weglassen von bisher verzehrten Lebensmitteln zu diversen körperlichen Symptomen führen. Verzichtet man etwa auf Zucker, so geht dies oftmals mit Nervosität und Heißhungerattacken einher. Und trinkt man plötzlich keinen Kaffee oder andere koffeinhaltigen Getränke mehr, so können Müdigkeit und Kopfschmerzen auftreten.

Keine Angst, dieser Zustand dauert nur wenige Tage an und verflüchtigt sich dann von allein. Aber dennoch kann es zunächst verängstigen, zumal man die ganze Aktion ja auf sich nimmt, um gesünder zu werden und nicht um neue Symptome heraufzubeschwören.

Viele Gründe also, die eindeutig dafürsprechen, sich professionelle Hilfe zu holen. Wenn man die Diagnose Leaky Gut erhält, sollte man sich also ausführlich erkundigen, wer wie und wo weiterhelfen kann. Wer hat Erfahrung mit diesem Krankheitsbild? Reicht ein Therapeut aus, oder ist aufgrund einer weiteren Erkrankung noch die Einbeziehung von Spezialisten angezeigt? Je beeinträchtigter der Gesundheitszustand ist, umso wichtiger ist es, sich an entsprechend erfahrene Therapeuten zu wenden.

Zum guten Schluss - Geduld

Bei der Behandlung des Leaky Gut Syndroms ist ganz besonders eines wichtig: Geduld. Das, was sich im Laufe vieler Jahre entwickelt hat, kann nicht in zwei Wochen beseitigt werden. Geben Sie niemals auf, auch wenn Sie zwischendurch mal gesündigt und sich einen schönen Kaffeeklatsch gegönnt haben. Oder auch, wenn Sie gerade am Anfang noch nicht die für Sie passenden Therapien, Präparate und Lebensmittel herausgefunden haben.

Wenn Sie unsicher sind, ob das eine oder andere Mittel für Sie verträglich ist, lassen Sie es von Ihrem Therapeuten austesten. Hierfür stehen unterschiedliche Methoden zur Verfügung wie beispielsweise die Bioresonanz, Kinesiologie und IgG-Tests.

Die Wiederherstellung der Darmschleimhautfunktion kann bis zu eineinhalb Jahre dauern. Das klingt auf den ersten Blick sehr lang. Aber wenn Sie schon mehrere Jahre lang unter gesundheitlichen Beschwerden leiden, ist ein Zeitraum von 1,5 Jahren ein überschaubarer Zeitrahmen.

Außerdem stellen sich die ersten Verbesserungen bereits nach wenigen Wochen ein. Wenn Sie unter Haarausfall leiden, kann sich dieser bereits nach 3–4 Wochen deutlich bessern, ebenso verhält es sich mit Hautproblemen und verschiedenen weiteren Beschwerden wie z. B. Blähungen, Reizdarm, Müdigkeit und der Verträglichkeit von bestimmten Nahrungsmitteln.

Bessern sich nach ca. 2–3 Monaten Ihre Beschwerden nicht, obwohl Sie die unverträglichen Nahrungsmittel konsequent meiden, die Darmflora und -schleimhaut sanieren und den eventuell vorliegenden Candida therapieren, können weitere versteckte Erkrankungen zugrunde liegen. Dies sollte unbedingt von Ihrem Therapeuten abgeklärt werden.

Zur Autorin

Sigrid Nesterenko, geb. 1964, erkrankte 1994 an MCS (Multiple Chemische Sensibilität). Um zu überleben, musste sie sich nicht nur mit dem Vermeiden und Ausleiten von Umweltschadstoffen wie Quecksilber, Blei und Palladium beschäftigen, sondern auch mit den MCS-Begleiterscheinungen wie unter anderem einer Schimmelpilzallergie, chronischer Müdigkeit (CFS), Darmdysbiose sowie chronischen Infektionen mit dem Candida-Hefepilz und Epstein-Barr-Virus. Darüber hinaus litt sie unter extrem ausgeprägten Nahrungsmittelintoleranzen wie einer Histamin-, Gluten-, Fruktose- und Milcheiweißintoleranz sowie zahlreichen weiteren Unverträglichkeiten.

Durch ihre stetige Suche nach der Ursache konnte sie im Laufe der Jahre durch verschiedene naturheilkundliche Therapien einen erstaunlichen und respektvollen Weg der Genesung erfahren. Dieser Weg dauerte viele Jahre und erforderte extrem viel Eigeninitiative und Disziplin.

Sie sammelte im Laufe der Jahre sehr umfangreiche Kenntnisse durch ständiges Lesen, Recherchieren, Experimentieren und intensiven Austausch mit anderen MCS-Betroffenen. Und nicht zuletzt die Durchführung unendlich vieler hilfreicher und auch weniger nützlicher Therapien hat zu ihrem umfangreichen Wissen über Naturheilkunde und Umweltmedizin beigetragen.

Ihre eigenen Erfahrungen und gesammelten Erkenntnisse hat sie in zahl-reichen Büchern veröffentlicht.

„Mit der Nutzung meiner Erfahrungen können andere Menschen ihre Leidenswege möglicherweise abkürzen und viele tausende Euros sparen.

Hätte ich vor 25 Jahren meinen heutigen Wissensschatz gehabt, wären mir viele Jahre mit extrem eingeschränkter Lebensqualität erspart geblieben."

Sigrid Nesterenko

Hinweise für den Leser

Alle Angaben in diesem Buch wurden nach bestem Wissen und mit größter Sorgfalt erstellt. Die Angaben und Empfehlungen erfolgen ohne Verpflichtung oder Garantie der Autorin. Sie und der Verlag übernehmen keine Verantwortung und Haftung für Personen-, Sach- und Vermögensschäden aus der Anwendung der hier erteilten Ratschläge.

Dieses Buch hat nicht die Absicht und erweckt nicht den Anspruch, eine ärztliche Behandlung zu ersetzen. Ausdrücklich wird empfohlen, eine medizinische Diagnose von Therapeuten einzuholen und eine entsprechende Therapiebegleitung durchzuführen. Einige der vorgestellten Maßnahmen weichen von der gängigen medizinischen Lehrmeinung ab und resultieren aus der Erfahrungsheilkunde.

Es wird ausdrücklich darauf hingewiesen, dass mit diesem Buch keine erfüllbaren Hoffnungen erweckt werden, die eventuelle Heilerfolge erwarten lassen können.

Bildnachweise

Seite 14 Laktoseintoleranz - © PhotographyByMK/shutterstock.com
Seite 19 Darmzotten - © CLUSTERX/shutterstock.com
Seite 23 Frau mit Schmerzen - © Anysh/shutterstock.com
Seite 29 Tight Junction - © ellepigrafica/shutterstock.com
Seite 36 Arm mit Test - © Ursa Studio/shutterstock.com
Seite 48 Frau mit Maske - © Nicoleta Ionescu/shutterstock.com
Seite 52 Cortisoltest - © Jarun Ontakrai/shutterstock.com
Seite 55 gähnende Frau - © Stokkete/shutterstock.com
Seite 69 vegan - © xamnesiacx/shutterstock.com
Seite 91 Frau mit Obst - © Subbotina Anna/shutterstock.com
Seite 110 Brottrunk - © PhotoSG / fotolia.com
Seite 112 shutterstock.com/ 129495380
Seite 122 Tastatur - © Tashatuvango/shutterstock.com
Seite 124 Frauen-Gymnastik - © antoniodiaz/shutterstock.com
Seite 129 Colon-Hydro-Therapie - © Kzenon/shutterstock.com
Seite 134 Grapefruit - © Laboko/shutterstock.com
Seite 137 Gallensteine – privat
Seite 144 Aloe Vera - © showcake/shutterstock.com
Seite 158 Kühe - © Lukas Gojda/shutterstock.com
Seite 164 Glutamin - © designer491/shutterstock.com
Seite 168 Mariendistel - © Tolikoff Photography/shutterstock.com
Seite 170 Okoubaka – privat
Seite 176 Sauerkraut - © joannawnuk/shutterstock.com
Seite 182 Zeolith - © Fotosr52/shutterstock.com
Seite 196 myecovermaker.com

Richtig kochen bei LEAKY GUT:

170 leckere Rezepte für jeden Anlass

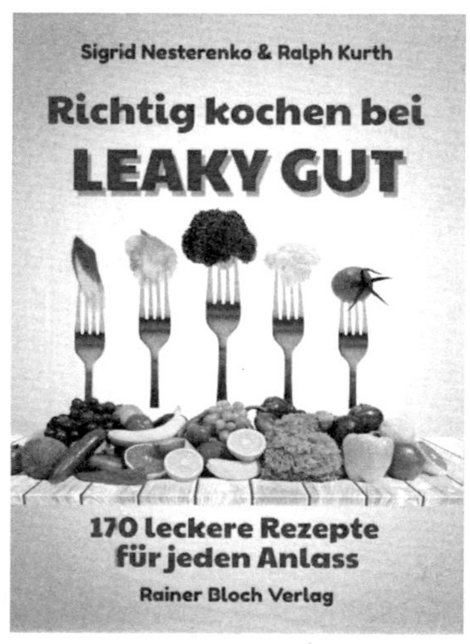

Dieses Buch von Sigrid Nesterenko / Ralph Kurth enthält sorgfältig zusammengestellte Rezepte mit ausgesuchten Lebensmitteln, die sich günstig auf den Krankheitsverlauf auswirken. So sind weder Milchprodukte, noch glutenhaltige und zuckerreiche Lebensmittel, sowie bestimmte Fette enthalten.

Um den größten Nutzen aus den hochwertigen Nahrungsmitteln zu ziehen, ist unbedingt die persönliche Verdauungsleistung und Verträglichkeit zu beachten.

Schon allein diese Vielfalt von 170 Rezepten lässt erahnen, dass sich die Ernährung beim Leaky Gut nicht wie eine Diät anfühlen muss. Diese abwechslungsreichen Gerichte sind nicht nur sehr gesundheitsförderlich, sondern schmecken auch noch köstlich.